신경병과 뇌졸중의 예방과 치료

부위별로 꺼내읽는 신경병

아침사과

차례

신경병의 예방과 치료

06 | 손

07 | 몸통

08 | 다리

09 | 발

신경병의 예방과 치료

- 신경이 아프면 어떻게 할까?
- 우리 몸의 구석구석을 지배하고 조절하고 있는 신경에 탈이 나면 어떻게 해야 되나?

머리말

갑자기 신경이 아프면 어떻게 할까? 여러 병원을 다니면서 다양한 검사를 받아 보아도 시원한 대답을 듣지 못해 한방 치료까지 해보았으나 차도가 없어 힘들어하는 환자들을 자주 본다. 이런 설명하기 힘든 모호한 불편함에는 대개 신경병이 숨어 있다.

신경과 의사로서 수십 년 동안 진료를 하다 보니 신경병 환자들이 정확한 진단과 치료가 늦어져서 고생하는 것을 너무나도 많이 보았다. 우리나라에는 아직도 신경과 의사가 적어 신경병을 전문으로 치료하는 개인의원이 적은 것도 하나의 원인일 것이다. 그 때문에 수많은 환자들이 불편한 몸을 이끌고 복잡한 대학병원으로 가야 하는 번거로움이 자주 발생한다.

저자는 신경병으로 고생하는 환자들을 위해 간단한 지침서를 만들어 보았다. 이 책은 대단한 의학적 내용을 담은 것은 아니다. 단지 몸의 어느 부분이 아프면 관련된 내용을 찾아보고 앞으로 어떻게 할 것인지 대강 방향을 정하는 데 도움이 되도록 간략한 증상과 원인 및 대처방안을 기술한 것이다. 이 작은 책이 신경병으로 고통 받는 환자들의 회복에 조금이라도 도움이 되길 소망한다.

2020년 7월

대구가톨릭대학교 의과대학 신경과 교수
의학박사 이 동 국

01

머리

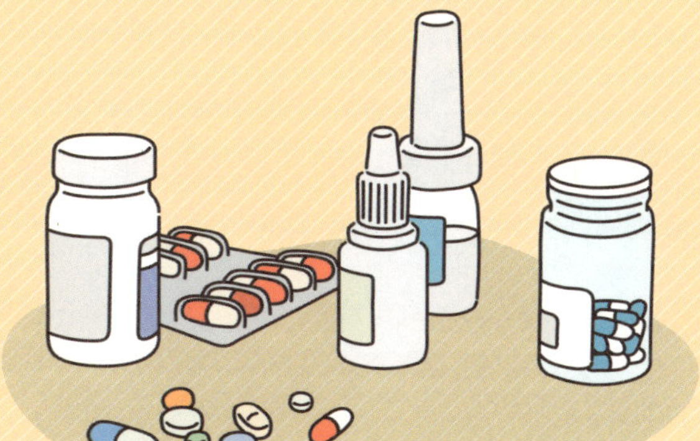

| 01

한쪽 머리가 폭폭 쑤시면서 아파요

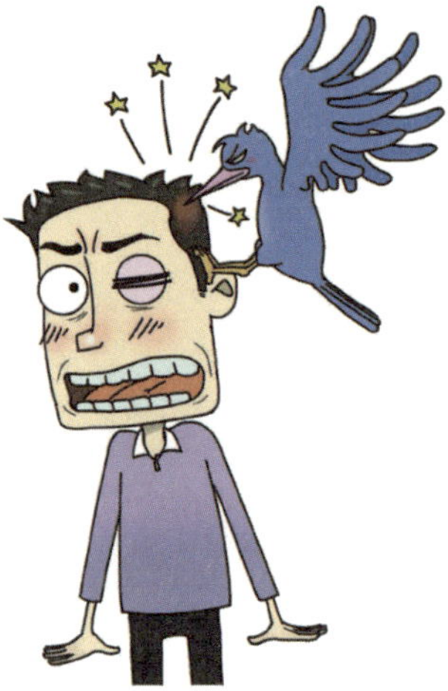

증상

한쪽 머리 전체나 관자놀이가 폭폭 쑤시면서 아픈 경우를 흔히 볼 것이다. 이런 경우 속이 메스껍거나 심지어는 토하는 증상을 동반하기도 한다. 머리에 파도가 치거나 맥박이 뛰듯이 폭폭 쑤시는 경우는 제일 먼저 편두통을 생각한다. 특히 속이 메스껍거나 토하면서 전신에 힘이 빠지는 듯하면 편두통일 가능성이 더욱 높다. 이때 물체가 흐려 보이거나 검은 점이 번쩍거리는 증상이 동반되기도 한다.

원인 및 대처

편두통은 가족 가운데 같은 증상을 보이는 경우가 흔하다. 특히 피곤하다든지 감기몸살기운이 있거나 신경을 쓰고 나면 이런 증상이 더 잘 생긴다. 여성의 경우 월경기간에 신경이 날카로울 때 이런 증상이 잘 생기기도 한다. 대개 몇 시간 지나면 가라앉으나 두통이 하루나 이틀 정도 지속되기도 한다.

두통약을 먹으면 약간 낫기도 하나 개운하게 사라지지는 않는다. 또한 재발되는 경우가 많아 종종 여러 가지 두통약을 먹게 된다. 그러나 푹푹 쑤시는 두통만 있는 것이 아니라 메스껍고 토하는 증상이 지속적으로 반복되는 경우에는 뇌종양이나 뇌혈관기형 등의 가능성도 생각해서 CT나 MRI를 찍어보는 것을 권한다. 만성 두통을 당연히 신경성이라고 여긴 채 계속해서 두통약만 먹을 것이 아니라 신경전문 의사의 진찰을 받아야 한다.

02

머리에서 소리가 나요

증상

머리에서 물 흐르는 소리나 기계가 돌아가는 듯한 소리를 느끼는 사람이 흔히 있다. 이는 머릿속에 피가 흐르는 소리를 스스로 듣게 되는 것이다. 특히 시끄러운 곳보다는 조용한 곳이나 저녁에 잠자리에 들었을 때 소리가 더욱 심하게 들리는 것을 느낀다. 대개 신경이 예민한 사람에게서 이런 증상이 나타난다.

원인 및 대처

신경적으로 특별한 이상소견이 보이지 않으면, 소리가 나는 것에 대해 너무 걱정할 필요는 없다. 그리고 환자자신도 이런 소리에 너무 신경 쓰지 말고 생활의 일부라고 생각하고 적응하는 편이 좋다. 그러나 머리에 소리가 나면서 한쪽 팔다리에 힘이 없거나 말이 어둔해지는 것 같은 이상한 증상이 있다면 반드시 신경전문 의사의 진찰을 받아 보아야 한다.

03

머리가 자꾸 떨려요

증상

머리가 옆이나 앞으로 떨리는 증세가 있다. 흔히 체머리를 흔든다고 하는 경우이다. 이런 증상은 대부분 우연히 생긴다. 본인의 의지와는 관계없이 머리가 떨리므로 환자들이 힘들어한다. 특히 신경을 쓸 일이 있거나 타인 앞에 설 때 더욱 심해진다. 가벼운 경우에는 본인만 인지하나, 심한 경우에는 상대방도 알게 되니 대인관계도 자연스레 힘들어진다.

원인 및 대처

머리가 자신의 의지와는 상관없이 떨리게 되는 운동질환의 일종이다. 보통 위험한 병은 아니다. 우선 신경과 의사의 진료 후 약물치료를 해 보면 효과가 있는 경우가 많다.

04

머리가 항상 구름 낀 것처럼 맑지 않아요

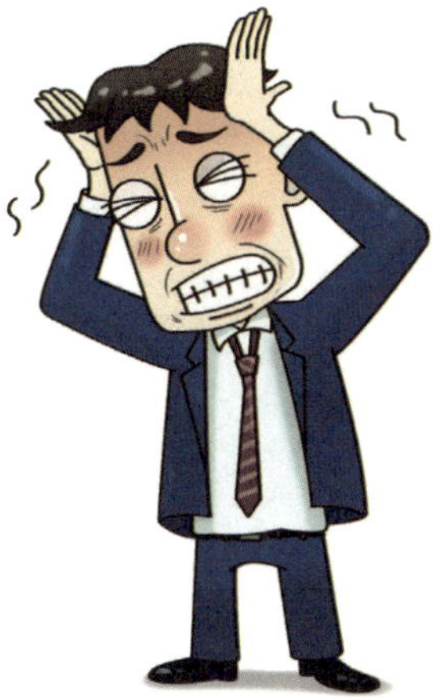

증상

머리가 개운하지 못한 느낌을 받는 사람은 굉장히 많다. 이런 사람들은 머리가 맑지 않으니 기분도 우울해지고 밥맛도 없으며 항상 피곤하다. 자연스럽게 체중도 줄어든다. 일에 대한 의욕도 줄고 남들과 어울리기를 힘들어하기도 한다. 실제로 매사에 신경질적이고 짜증부터 내는 경우도 흔하다.

항상 찌푸리고 사니 이마에 주름도 빨리 생긴다. 머리가 아프니 여러 가지 약을 닥치는 대로 먹어 보기도 하나 뚜렷한 효과가 없는 경우가 많다. 비싼 돈을 들여 CT나 MRI를 찍어 보아도 정상이라고 하니 더욱 미칠 지경이다.

원인 및 대처

이런 경우는 만성 긴장성 두통의 가능성이 크다. 두통약은 효과가 있기도 하지만 장기간 두통약을 먹다보면 약에 의존하게 되기도 한다. 이런 만성 두통에서는 되도록 두통약을 적게 먹거나 안 쓰는 것이 좋다. 장기간 두통이 지속될 경우 두통약만 줄곧 복용한 채 지낼 것이 아니라 일단 신경전문 의사의 진찰을 받아 두통의 원인을 알아보는 것이 좋다.

05

뒷머리가 찌릿찌릿하게 아파요

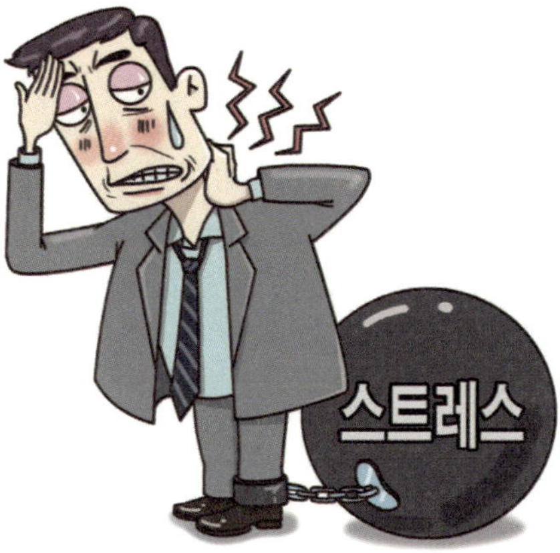

증상

가끔씩 혹은 종종 뒤통수가 찌릿찌릿하게 아픈 경우가 있다. 어떤 경우는 뒤통수나 목덜미를 손으로 누르면 아프다고 하고 목을 움직이면 통증이 더 심해진다고도 한다. 많은 사람들이 뒤통수나 목덜미가 아프면 혈압이 높다고 생각한다. 그러나 이런 경우는 혈압이 높은 것이 아니라 후두부 신경통일 가능성이 크다.

원인 및 대처

후두 신경은 목덜미부터 뒤통수에 분포하는 신경이다. 이 부분에 생긴 신경통은 다른 부분에 생긴 신경통과 마찬가지로 뒤통수나 목덜미가 뻗치듯이 아프거나 찌릿찌릿하게 아프다. 이런 두통은 대개 약물치료를 통해 회복이 가능하나, 차도가 없다면 아픈 부분에 통증주사치료를 하면 효과가 좋다.

06

뒷골이 빼근하게 아파요

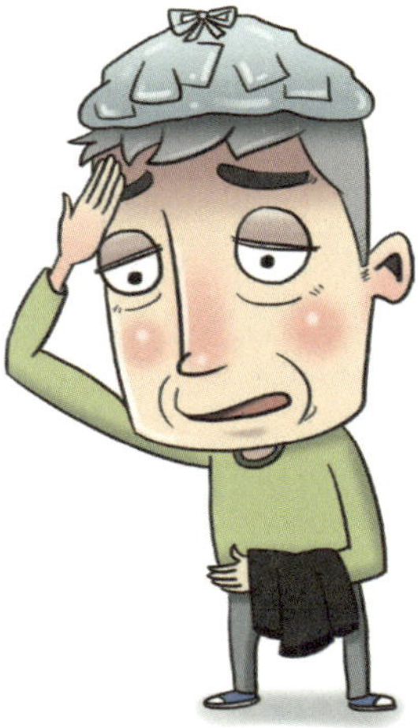

증상

바쁜 일상 속에서 정신없이 살다보면 뒷골이 빼근한 경우가 종종 생긴다. 특히 신경을 쓴 후나 피곤해지는 오후에 이런 증상이 흔하다. 뒷골이 빼근하니 일의 능률도 떨어지고 의욕도 줄어든다. 이런 경우 퇴근할 때 술이라도 한잔하게 되면 다음날까지 머리가 아프고 정신이 흐리멍텅해진다.

원인 및 대처

이렇게 뒷골이 아픈 경우는 긴장성 두통일 가능성이 크다. 하루 종일 머리를 쓰고 신경을 혹사시키면 근육도 긴장되고 신경에도 피로가 쌓여 증상이 나타난다.

두통약이나 술을 마시는 것보다는 짬을 내어 휴식을 취하거나, 점심식사 후 잠시 낮잠을 자는 것이 좋다. 여가를 효과적으로 활용하여 그날의 피로는 되도록 그날 풀어버린다는 생각으로 하루하루를 살면 극복하기가 쉬울 것이다. 그러나 이런 두통이 계속 누적되면 만성 긴장성 두통이 되기가 쉽다.

스스로 신경성이라고 판단하여 여러 가지 약을 자주 복용함으로써 약물에 의존하게 되는 경우도 흔하므로 주의해야 한다.

107

갑자기 머리가 터질듯이 아파요

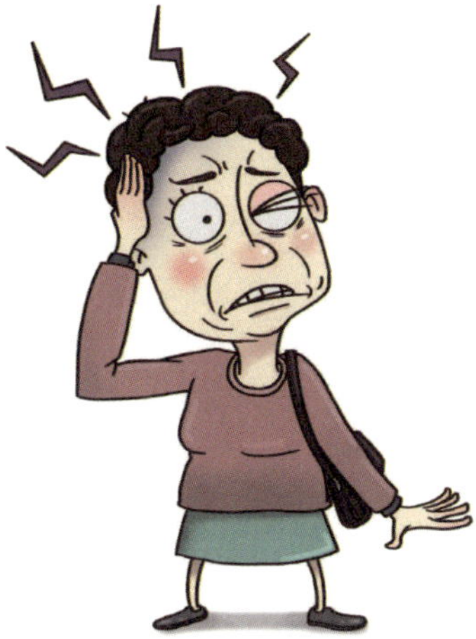

증상

평소와는 다르게 갑자기 머리가 터지거나 깨질 듯이 아픈 경우가 있다. 이때 목이 뻣뻣해지거나 속이 메스껍고 토하는 증상이 동반되기도 한다. 특히 화가 머리 꼭대기까지 나 있거나 심한 말다툼을 하거나 격렬한 운동 중에 이런 증상이 쉽게 생긴다.

원인 및 대처

평생 처음 느껴볼 정도로 심한 두통은 뇌출혈 때 흔히 나타난다. 뇌출혈 중에도 동맥류가 터져서 뇌를 둘러싸고 있는 얇은 막 밑에 출혈이 생기면 누가 망치로 머리를 때리는 것 같은 심한 두통이 생긴다. 이런 두통이 심하다가 차차 의식이 나빠지기도 한다. 처음부터 심한 두통이 생기기도 하나 며칠간 가벼운 두통이 잠깐씩 있다가 어느 순간 심한 두통이 생기기도 한다. 뇌혈관이 조금씩 터져 가벼운 두통이 생기다가 어느 순간에 크게 터지기 때문이다.

아주 위험할 수도 있으므로 본인이 평소에 느껴보지 못한 정도의 심한 두통을 느낀 경우에는 일단 신경전문 의사의 진찰을 받아야 한다. 특히 이런 두통은 수술이 필요한 경우도 있으므로 한밤중이라도 응급실을 가 보는 것이 좋다. 만약 뇌출혈에 의한 것이었다면 CT나 MRI같은 영상 검사로 쉽게 진단된다.

정밀검사를 받아야 할 두통

1. 중년 이후에 나타난 두통
2. 한쪽에 국한되어 지속되는 두통
3. 자세의 변화에 따라 급격하게 변화하는 두통
4. 두통이 고열, 구토, 목 강직 등을 동반한 경우
5. 실신이나 의식 또는 행동의 변화가 나타나는 두통
6. 시각장애, 청각장애, 사지 마비 등이 동반되는 두통
7. 만성 두통을 가지고 있던 사람에게서 나타나는 다른 양상의 두통

| 08

한쪽 골이 푹푹 쑤시게 아프면서 눈이 충혈되어요

증상

평소 건강하던 청장년 남자가 한밤중에 응급실을 찾아 왔다. 한쪽 눈과 관자놀이가 푹푹 쑤시게 아프면서 눈이 충혈되고 코가 막히거나 콧물이 나는 증상 때문이었다. 이런 환자는 평소에는 두통이 없으나 가끔씩 이런 두통이 밀물처럼 몰려와서 몇 시간씩 지속된다. 심한 경우에는 며칠씩 이어지기도 한다. 이런 두통을 경험한 사람들은 다음에도 또 재발하지 않을까 하는 걱정과 두려움을 느낀다. 특히 한밤중에 두통이 일어나는 경우가 많으므로 더욱 신경 쓰인다.

원인 및 대처

군발두통 또는 떼두통일 가능성이 크다. 두통이 떼로 몰려오는 듯한 느낌 때문에 붙여진 이름일 것으로 생각된다. 가족 가운데서 같은 증상을 보이는 경우도 있다. 이런 두통은 신경전문의사의 적절한 약물치료로 효과를 볼 수 있다.

09

열이 나면서 머리가 아프고 구토를 해요

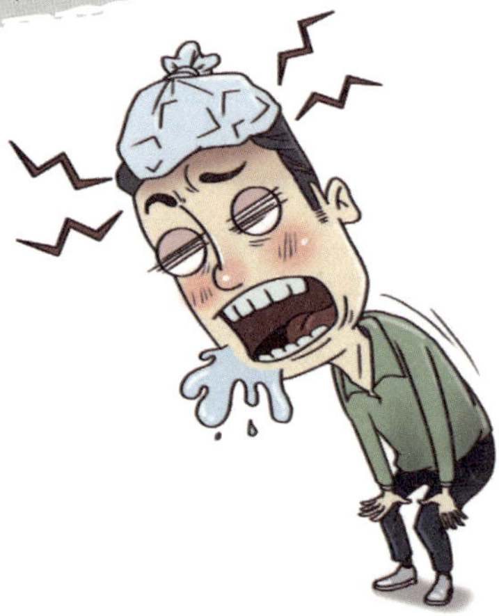

증상

열이 나면서 머리가 푹푹 쑤시고 속이 메스꺼우면서 토하는 경우가 있다. 특히 계절이 바뀌는 시기나 설사를 했거나, 과로한 후에 이러한 증상이 잦다. 전신이 춥고 한기가 들기도 하며 눈알이 빠질 듯이 아프기도 한다. 만약 이런 증상을 보이면서 목까지 뻣뻣하다면 제일 먼저 수막염을 생각해야 한다.

원인 및 대처

수막염은 남녀노소 누구에게나 생길 수 있으나 특히 어린이나 노약자에게 생겼을 때는 그 위험성이 증가한다. 만약 귀에 만성 중이염이 있거나 폐렴이 있는 경우에 생기는 수막염은 대개 세균성 수막염으로 적절히 치료하지 않으면 아주 위험하다. 만약 열이 나면서 머리가 아프고 토한다면 일단 응급실로 가는 것이 좋다.

10

갑자기 어지러워요

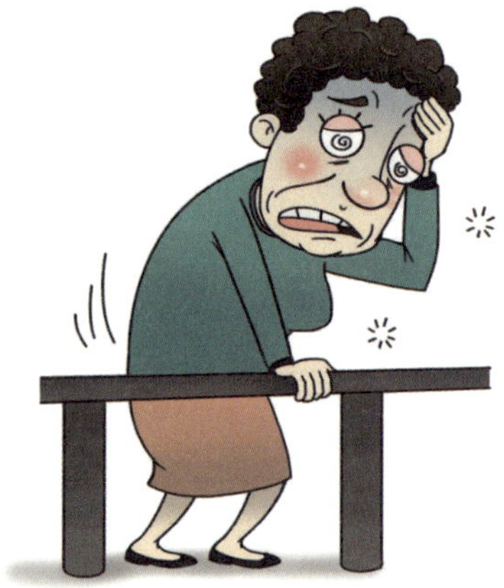

증상

아마 어지럼증을 느껴보지 않은 사람은 없을 것이다. 놀이기구가 빙빙 도는 것만 보아도 어지러운 사람도 있고, 차만 타면 멀미하는 사람도 있다. 평소 건강하던 사람도 가벼운 감기증상 후 세상이나 자기 몸이 갑자기 빙글빙글 돌아 눈을 뜰 수도 없고 속이 메스꺼워 토하는 증상을 보이기도 한다.

겉으로 보기에는 멀쩡한 것 같아도 어지럼증을 심하게 느껴본 사람은 그 당시의 기억을 다시 생각하기도 싫어할 정도로 괴로운 증상 중의 하나가 어지럼증이다. 심지어는 심하게 어지러울 때 이제는 세상이 끝이 났다고 생각하여 유언을 하는 사람도 있었다.

원인 및 대처

어지럼증은 신체에서 균형을 담당하는 부분의 기능이 깨지면서 생긴다. 신체의 균형은 뇌간과 소뇌 및 귀 안에 있는 세반고리관에서 담당한다. 뇌간과 소뇌에 뇌졸중이 와도 어지럽고 세반고리관에 기능이상이 생겨도 어지럽다. 대개 세반고리관에 이상이 생긴 경우에 어지럼증과 구토가 더 심하다. 대다수의 어지럼증은 귀 내부의 이상 때문에 생긴다. 귀 안의 이상 때문에 생기는 어지럼증은 대개 치료가 잘 되고 위험성도 적으나 뇌졸중에 의한 경우는 그 위험성이 아주 높을 수 있으므로 전문적인 치료를 받아야 한다.

그러므로 어지럼증이 생기면 이 증상이 귀 안의 이상인지 뇌간-소뇌의 이상 때문인지를 구별하는 것이 가장 중요하다. 이런 병은 대개 신경전문 의사나 이비인후과 의사의 진찰로 감별이 된다. 그러나 감별이 힘든 경우에는 CT나 MRI 검사와 어지럼증 검사를 통해 감별진단을 해야 한다.

귀에서 소리가 나요

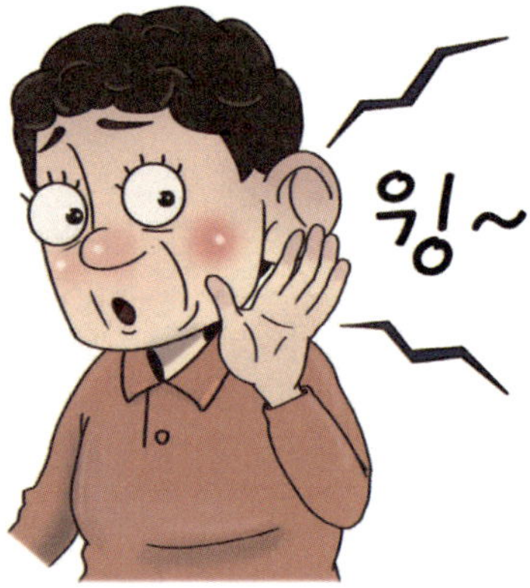

증상

귀에서 이상한 소리가 들린다는 사람들이 흔하다. 쇠 깎는 소리, 기계 돌아가는 소리, 물 흐르는 소리, 매미소리, 뭔가 와삭와삭 움직이는 소리, 또는 맥박이 뛰는 듯한 소리 등 갖가지 소리가 들린다. 특히 조용한 장소나 잠자리에 누웠을 때 더욱 선명하게 들려 온다. 밤낮없이 소리가 나지만 시끄러운 곳에 가거나 다른 일에 몰두하다 보면 잠시 소리가 나는 것을 잊기도 한다. 이런 증상을 이명 또는 귀울림이라고 한다.

원인 및 대처

이런 증상은 난청을 일으킬 수 있는 어떤 원인에 의해서도 생길 수 있다. 뇌혈관 기형이나 메니에르 병 이외에도 빈혈, 열, 고혈압이 있어도 이런 증상을 보일 수 있다. 이명은 치료가 힘든 경우도 많으나 몇 가지 약물치료로 효과를 보기도 하므로 일단 신경과나 이비인후과의 진찰을 받아보는 것이 좋다. 특히 귀에서 소리가 나면서 귀가 잘 들리지 않고 얼굴에 감각이 이상해지거나 걸음이 비틀거리게 되면 반드시 진찰을 받아야 한다.

112

자꾸 잊어버려요

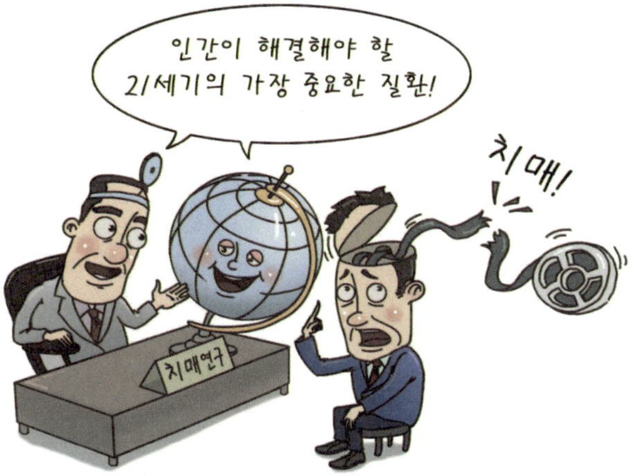
인간이 해결해야 할
21세기의 가장 중요한 질환!
치매!
치매연구

증상

나이가 들면 건망증이 생기며, 심한 경우에는 사회생활에 지장을 주기도 한다. 이런 환자들은 치매가 아닌가 하는 걱정이 앞선다. 건망증은 사소한 것 혹은 옛날 기억을 계속 잊어버리지만, 힌트를 주면 기억이 가능하고 기억력이 나쁜 것을 스스로도 인지하고 있다. 그래서 큰 실수는 드물다. 반면, 치매는 사소한 것이나 중요한 것 모두를 잊어버리고 힌트를 주어도 전혀 기억해 내지 못한다. 특히 최근 기억을 잘 잊어버리고, 기억력에 문제가 있다는 것을 스스로 자각하지 못한다는 점 등에서 건망증과 차이점이 있다.

원인 및 대처

친구와의 약속을 잊어버리고 밥을 태우는 정도는 건망증 환자에서 흔히 보는 일이다. 사회가 갈수록 복잡해지면서 기억해야 할 정보도 계속 늘어나므로 건망증이 생기기가 더 쉽다. 그러나 자꾸 잊어 먹으면 이런 증상이 자신이 주의하면 극복이 가능한 건망증인지 아니면 심각한 치매의 초기 증상인지를 신경 전문 의사와 상의해 보는 것이 좋다. 만약 치매라고 하더라도 치료가 가능한 부분도 많으므로 건망증이 심한 사람은 빨리 진찰을 받아보아야 한다. 경우에 따라서는 우울증 환자가 치매로 오인되기도 한다.

치매 신호들

1. 판단력이 흐려진다.
2. 사고력이 떨어진다.
3. 인격에 변화가 온다.
4. 알아듣기 어려운 말을 한다.
5. 기분과 행동에 변화가 온다.
6. 시간과 장소 개념이 없어진다.
7. 물건을 엉뚱한 데다 갖다 놓는다.
8. 평소익숙하던 일을 잘하지 못한다.
9. 최근 일어났던 일을 잘 기억하지 못한다.
10. 자발적으로 무엇을 하려는 의지가 없어진다.

13

정신을 잃어버려요

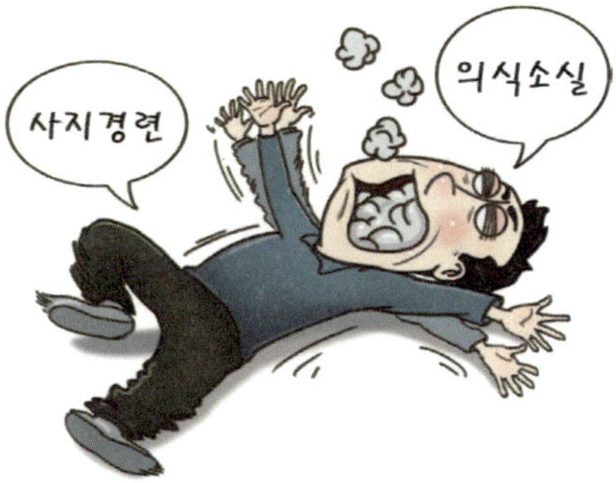

증상

남녀노소를 불문하고 정신을 잃어버리는 일은 굉장히 무섭고 놀랄 일이다. 더구나 갑자기 이런 일이 생기면 정말 당황스러워진다. 이런 증세가 발견되면 일단 환자가 완전히 정신을 잃었나 아니면 정신은 있고 몸만 스르르 쓰러졌는가를 살펴보아야 한다.

원인 및 대처

잠시 쓰러졌으나 어느 정도 정신이 있고, 주변의 말소리도 기억하며, 쓰러졌으나 외상이 없다면 실신에 의한 가능성이 높다. 그러나 정신을 완전히 잃었으며 쓰러지면서 얼굴이나 팔다리에 외상도 입었고 팔다리가 뻣뻣했거나 떨었다면 뇌전증이나 경련에 의한 가능성이 높다. 더구나 이런 증상이 계속해서 반복된다면 뇌전증에 의한 의식소실의 가능성이 아주 높다.

정신을 잃는 것은 위험한 일이다. 이런 일이 생기면 우선 환자를 편안히 눕혀 호흡이 잘 유지되나 살피면서 서둘러 응급실로 데려와야 한다. 만약 토했다면 입이나 주변의 토한 것을 깨끗이 치워 숨쉬기 편하도록 해 준다. 목이 꽉 끼는 옷을 입었거나 넥타이를 메었으면 옷을 벗기거나 넥타이를 풀어서 숨쉬기 편하게 해 준다. 이때 손가락 끝을 바늘로 찌른다든지 의식이 나쁜 환자에게 억지로 입을 벌려 약을 먹이는 일로 시간을 보낼 필요는 없다.

실신은 곧 정신이 들지만 경련이나 뇌전증에 의한 경우는 실신보단 더 오랜 시간이 지나야 정신을 차린다. 뇌졸중 환자도 경련 후 정신을 잃고 혼수 상태로 빠지기도 하므로 일단 정신을 잃은 경우에는 우선 환자를 응급실로 데려와 정확한 진단을 받도록 해야 한다.

14

잠이 안와요

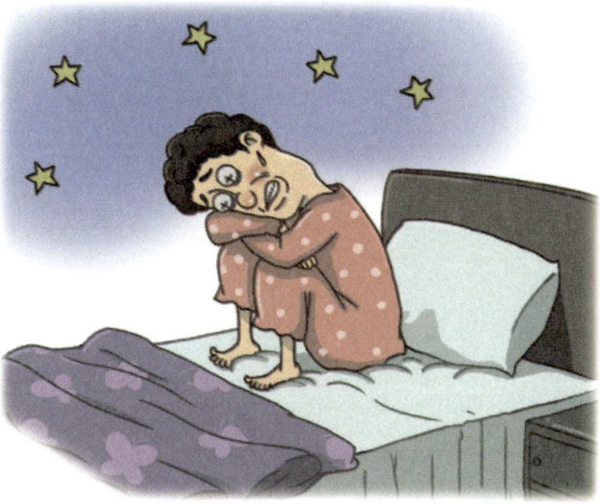

증상

잠이 안와서 걱정인 사람들이 많다. 잠에 들기가 힘든 경우도 있고 자다가 자꾸 깨는 사람도 있다. 자긴 잤는데 깨고 나도 몸과 마음이 모두 피곤하고 찌뿌둥한 경우도 있다. 자다가 다리에 쥐가 나거나 소변 때문에 깨고 나서는 잠이 오지 않아서 뜬눈으로 밤을 새우는 사람도 있고 낮잠을 푹 자고 나서는 밤에 잠이 오지 않는다고 말하는 사람도 있다. 또 너무 일찍 잠자리에 들고나서는 잠이 오질 않아 뒤척이다 새벽이 되어서야 겨우 잠이 드는 사람도 있다. 어떤 사람은 커피를 반 잔만 마셔도 잠을 못 자는 사람도 있고 어떤 사람은 커피를 아무리 많이 마셔도 잘 잔다.

원인 및 대처

단순히 숙면을 못 취한다고 해서 모두 불면증인 것은 아니다. 불면증의 원인으로는 불규칙한 수면시간, 과다한 낮잠, 술과 카페인의 과용, 열악한 수면환경 또는 수면에 대한 불안 등 평소 행동에 문제가 있거나 나쁜 수면습관 등이 가장 흔하다. 각종 질병, 우울증이나 불안신경증, 각성제 같은 약물도 불면증을 일으킨다. 이외에도 단순한 불면증은 아니지만 수면 이상증으로 분류되는 수면호흡장애나 수면중 주기적 사지운동증 같은 병들도 넓은 의미의 수면장애에 포함된다.

대개 성장기에는 잠을 많이 자지만 노인들은 잠이 적은 탓에 일찍 일어난다. 신생아는 하루 약 16시간을 잔다. 그러나 생후 1년이 지나면 수면시간이 급격히 줄어들고 2세가 되면 잠자는 시간이 하루 9~12시간이 되며 노인이 되면 하루 평균 6시간 정도만 잔다. 이와 같이 잠의 양과 질은 개개인마다 모두 다르다. 남이 하루 8시간 자니 나도 반드시 그 시간만큼 자야 한다는 생각은 틀린 것이다. 신생아가 하루 종일 잔다고 우리 모두 그렇게 할 필요는 없다.

불면증이 있는 사람들에게 가장 중요한 것은 무엇일까? 바로 잠자리에 누워 어느 정도 시간이 지났다고 할지라도 잠이 오지 않으면 자리에서 일어나는 것이다. 잠이 오지 않으면 침실에서 나와 독서를 하거나 신문을 보는 등 조용한 활동을 한다. 그러다 다시 졸려 오는 듯하면 자리에 눕는다. 일생의 1/3을 차지하는 잠의 양과 질은 우리의 몸과 마음의 건강에 큰 영향을 미친다. 잠은 노력해서 오는 것이 아니다. 노력은 긴장을 만들고 노력해도 안되면 오히려 불안해지게 된다. 그러다 보면 차분하게 가라앉아야 할 자율신경이 더욱 흥분해 잠이 더 오지 않을 수밖에 없고 결국 밤을 꼬박 세우는 악순환이 벌어진다. 이런 일이 거듭되면 잠자리에 눕는 것은 곧 불면이라는 공식이 만들어진다. 치아 건강을 위해서 날마다 이를 닦듯이 건강한 잠을 자기 위해 지켜야 할 중요한 생활습관 중의 하나가 수면위생이다.

그러므로 만약 쉽게 잠에 들지 못하는 것이 고민이라면 혼자 고민하지 말고 신경과나 정신과 의사와 상의해서 해결하도록 노력하는 것이 좋다.

! 잠을 잘 자는 수칙들

1. 규칙적으로 생활하라.
2. 저녁에 가벼운 운동을 하라.
3. 매일 아침 비슷한 시간에 일어나라.
4. 침실에서는 잠자기와 성행위만 하라.
5. 잠자리에 들기 전에 담배를 피우지 마라.
6. 잠자기 6시간 전에는 카페인이 든 음식을 먹지 마라.
7. 수면제는 3주 이상 먹지 말고 술과 함께 복용하지 마라.
8. 잠자기 전에 따뜻한 물로 샤워하고 간단한 간식을 먹거나 10분 정도 책을 읽어라.

02

얼굴

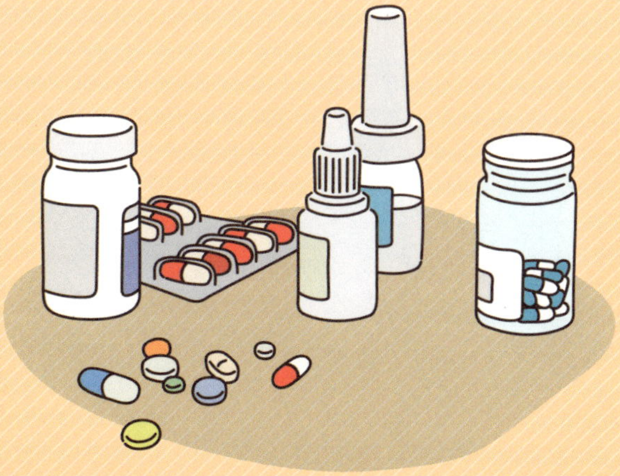

| 01

한쪽 얼굴이 자꾸 실룩거리며 떨려요

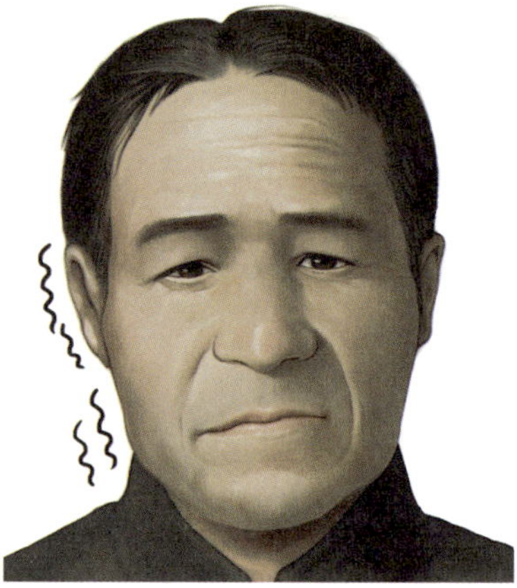

증상

한쪽 얼굴이 자기도 모르게 실룩거리며 떨리는 경우가 있다. 특히 신경을 쓰거나 남 앞에 서면 증상이 더 심해진다. 처음에는 눈 주위에만 떨리는 증상이 있으나 차차 그 부위가 넓어진다.

원인 및 대처

이런 증상을 반얼굴연축이라고 한다. 대개 안면마비가 있은 후 잘 생기지만 안면마비 없이도 흔히 생긴다. 여러 가지 원인에 의해 안면신경이 자극되면서 생기는 이 병은 대개 약물치료에는 반응이 적으나 보툴리눔 주사치료는 효과적이다. 그래도 안 되는 경우에는 뇌수술을 한다.

보툴리눔 주사치료는 간단한 주사로서 확실히 효과는 있으나 1년에 2~3회씩 반복해서 치료를 해야 되고 치료비가 비싸다는 단점이 있다. 그러나 이 치료는 뇌수술 같은 위험이 없고 시술이 간단하며 반복 치료해도 큰 문제가 없고 부작용도 적으므로 요즈음 반얼굴연축의 치료에 가장 흔히 쓰인다.

02

눈 밑이 자주 떨려요

증상

눈 밑이 떨리는 경우가 흔히 있을 것이다. 특히 신경 쓸 일이 있거나, 흥분하거나, 스트레스를 받고 있을 때 이런 증상이 잘 생긴다. 그러나 마음 편히 쉬거나 잠을 잘 때면 이런 증상은 사라진다.

원인 및 대처

소위 신경성이 원인이며 뇌졸중은 아니다. 만약 눈 밑에만 이런 증상이 있다가 사라지면 아무 문제가 없으나 떨리는 부위가 자꾸 넓어지면 반얼굴연축의 가능성도 생각해야 한다. 이런 증상은 가벼우면 경과를 지켜 보지만 만약 환자가 여러 가지로 힘들어하면 약물치료를 한다. 그래도 안되면 보툴리눔 주사치료를 하기도 한다. 그러나 대개 신경을 덜 쓰면 증상이 없어진다.

03

눈을 감기가 힘들어요

증상

가끔 어느 순간부터인가 눈이 감기지 않는다고 호소하며 오는 환자들이 있다. 대개 동측의 귀 뒤 통증이 선행되고 신경학적 진찰을 해보면, 같은 쪽 얼굴에 입꼬리가 움직이지 않는 경우도 있다.

원인 및 대처

안면신경은 눈을 감게 하므로 안면신경이 마비되면 눈을 감기가 힘들어진다. 특히 벨마비라고 하는 급성 안면신경마비가 생기면 갑자기 한쪽 눈을 감기가 힘들어진다. 전신신경에 마비가 생기는 병에서는 양쪽 눈을 모두 감기가 힘들 때도 있다. 눈을 감기가 힘들면 안구건조증이 와서 눈알에 손상이 생기기 쉽다. 그러므로 눈을 감기가 힘든 경우에는 신경과와 안과 의사의 진료를 받아야 한다.

104

눈을 뜨기가 힘들어요

증상별 원인 및 대처

동안신경은 눈을 뜨게 만드는 신경이다. 동안신경에 이상이 생기면 눈이 쳐지게 된다. 오전보다는 오후에 눈이 쳐지고, 피곤하며, 물건이 두 개로 보이거나 전신에 힘이 빠진다면 근육에 힘이 없어지는 근무력증을 생각해야 한다. 만약 양지로 나가면 눈을 뜨기가 힘들거나 그냥 있어도 인상이 찡그려지고 눈을 뜨기가 힘이 들어 남 앞에 서기가 힘든 경우에는 눈 주위의 근육이 긴장되어 생기는 눈꺼풀연축을 생각해야 한다. 이 병에서는 보툴리눔 주사가 가장 효과적인 치료이다.

그러므로 단순히 눈을 뜨기가 힘든 경우에도 여러 가지 병의 가능성이 있으므로 이런 증상이 있으면 신경과와 안과 의사의 진찰이 필요하다.

05

얼굴

물건이 두 개로 보여요

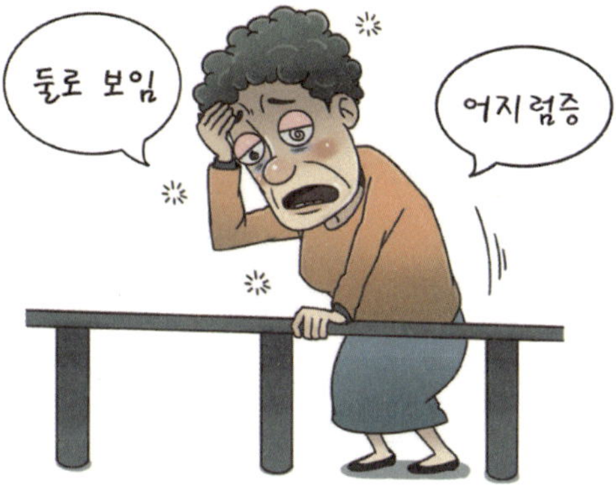

증상

갑자기 물건이 두 개로 보이는 경우가 흔히 있다. 잠시 두 개로 보이다가 완전히 좋아지면 문제가 없으나 이런 증상이 자꾸 반복되면 일상생활에 큰 지장이 생긴다. 물건이 두 개로 보이는 증상을 복시라고 한다.

원인 및 대처

물건이 두 개로 보이는 증상은 눈알의 움직임에 관여하는 신경의 이상이나 안구를 움직이게 하는 근육의 이상 때문에 생긴다. 특히 당뇨병이나 고혈압 같은 뇌졸중의 위험성이 높은 사람에게서 쉽게 생긴다. 근무력증에서도 이러한 증상이 잘 생긴다. 그러나 뇌신경에 영향을 줄 수 있는 어떤 원인에 의해서도 이런 증상이 생길 수 있으므로 일단 물건이 두 개로 보이는 증상이 생기면 여러 가지 원인을 찾기 위해 신경과나 안과의사의 진찰을 받아야 한다.

06 |

자고 일어나 보니 한쪽 얼굴이 마비되었어요

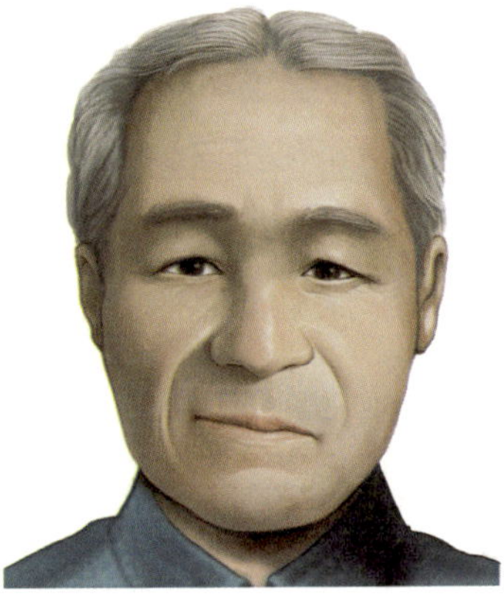

증상

갑자기 한쪽 얼굴이 마비되는 경우가 있다. 아침에 일어나 보니 한쪽 눈이 감기지 않고, 마비된 쪽으로 침이 흐른다. 양치질하면 마비된 쪽에서 물을 뱉기가 힘들다. 이마를 찡그려 주름이 생기게 할 수도 없다. 또한 마비된 쪽의 귀에선 자기 말소리가 더 크게 들리기도 하고 혀의 감각이 둔해지기도 한다. 대개 이런 증상은 갑자기 생기므로 환자는 매우 당황스러워진다.

원인 및 대처

남녀노소 누구에게나 생길 수 있는 이와 같은 증상은 벨마비라고 불리는 급성 안면신경마비이다. 환절기나 피로가 쌓였을 때 잘 생기며, 안면마비가 생기기 1~2일 전에 마비된 쪽의 귀 뒤가 아픈 경우가 많다.

이것은 안면신경이 두개골 안의 좁은 통로를 지나다가 눌리기 때문에 생기는 증상이다. 대부분의 환자는 급성 안면신경마비가 생겨도 약물 치료와 물리치료로 2~3주일 내에 회복할 수 있다. 그렇기 때문에 우선 이와 같은 증상이 생기면 너무 당황해하지 말고 서둘러 신경전문 의사의 진찰을 받아야 한다.

그러나 뇌졸중에 의해서도 이런 증상이 생길 수 있으므로 주의해야 한다. 뇌졸중에 의한 안면신경마비에서는 대부분 이마에 주름을 만드는 것은 가능하므로 벨마비와는 쉽게 감별이 된다. 또한 안면신경마비가 있으면서 마비된 쪽의 귀안과 귀주변에 좁쌀모양의 물집이 생긴다면 일반적인 안면신경마비보다 경과가 더 나쁘므로 이런 증상이 같이 있는지도 잘 살펴보아야 한다.

말이 어둔해요

증상

어릴 때부터 말이 어둔한 사람도 있지만 어른이 되어 말이 어둔해지는 경우도 있다. 말이 어둔해지는 경우에도 정신은 멀쩡하며 단순히 말만 어둔해지는 경우도 있다.

그러나 남의 말을 알아듣기는 하지만 말을 못하는 경우도 있고, 혼잣말은 하지만 남의 말을 전혀 이해하지 못하는 경우도 있다. 또 일반적인 대화는 잘 하나 물건 이름만 모르는 경우도 있고, 남의 말을 따라하지 못하는 경우도 있다. 어떤 경우는 말을 아주 힘들게 질질 끌듯이 하는 경우도 있고 어떤 때는 말의 높낮이가 없이 무표정하게 말하는 경우도 있다.

원인 및 대처

어른이 되어 갑자기 말이 어둔해지는 경우에는 제일 먼저 뇌에 이상이 생긴 경우를 생각한다. 특히 고혈압이나 당뇨병이 있는 사람에서 이런 증상이 생기면 가장 먼저 뇌졸중을 의심해 본다.

반면 발음의 문제와는 별도로 말을 알아듣지 못하거나 반대로 말을 표현하는 능력이 현저히 저하되는 경우도 있다. 이것은 뇌 안에서 이상이 생긴 부위에 따라 증상이 각각 다르게 나타나기 때문이다.

일단 말이 어둔해지면 서둘러 신경전문 의사의 진찰을 받아야 한다. 그 후 CT나 MRI로 뇌에 이상이 생긴 부위를 확인해야 한다.

08 |

얼굴

한쪽 눈이 갑자기 침침해요

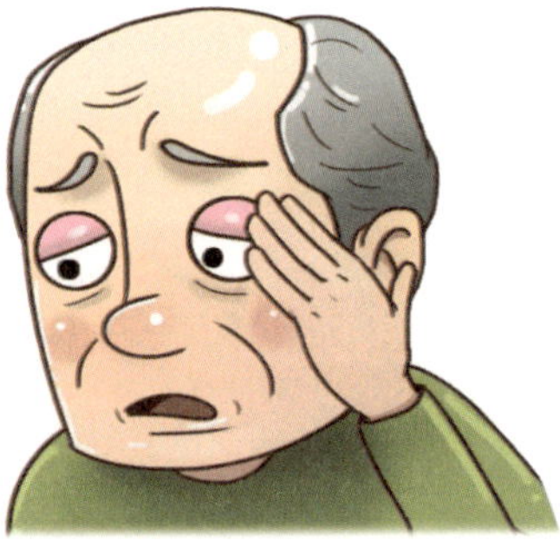

증상

갑자기 한쪽 눈이 침침할 때가 있다. 이때 눈을 움직이면 안구가 아픈 경우도 있다. 잠깐 있다가 사라지는 경우도 있지만, 증상이 수일까지 지속되는 경우도 흔히 경험한다.

원인 및 대처

이런 증상은 시신경에 문제가 생기거나 시신경으로 피가 잘 돌지 않는 것이 원인으로 작용하는 경우가 많다. 증상이 잠깐 있다가 사라지면 별 문제 없으나 몇십 분 이상 지속되면 문제가 크다.

특히 고혈압이나 당뇨병이 있는 사람에서 이런 증상이 생기면 빨리 신경과나 안과 의사의 진찰을 받아야 한다. 또한 뇌졸중의 한 증상으로도 한쪽 눈이 침침해질 수 있으므로 서둘러 원인을 찾은 뒤 뇌졸중에 대해 치료해야 한다.

09 |

한쪽 동공이 커졌어요

증상

우연히 거울을 들여다보다가 한쪽 동공이 커진 것을 알게 되는 일이 있다. 평소 눈이 아픈 증상도 없다가 한쪽 동공이 커진 것을 발견하면 깜짝 놀라게 된다.

원인 및 대처

이것은 동공을 지배하는 신경이 여러 가지 원인에 의해 마비되어 생기는 증상이다. 동공이 커지는 일은 우연히 발견되기도 하지만 뇌출혈 같이 심한 두통과 동반되어 생기기도 한다. 일단 동공이 커지면 빨리 신경전문 의사나 안과 의사의 진찰을 받아야 한다. 이 병은 대개 CT와 MRI나 혈관촬영 등으로 신경이상을 진단하여 치료한다.

10

한쪽 얼굴이 쏘는 듯이 아파요

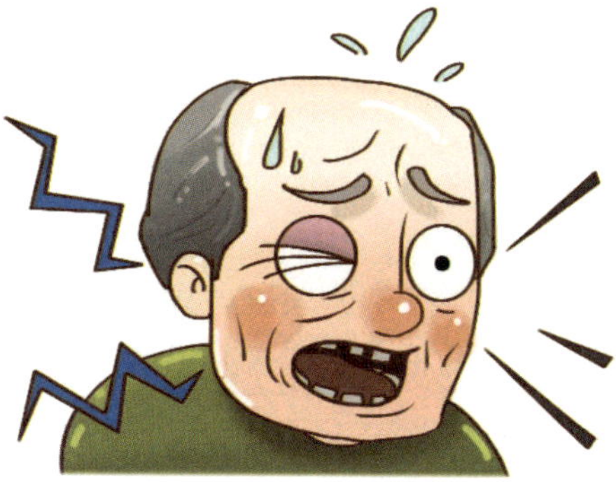

증상

겉으로는 멀쩡하나 한쪽 얼굴이 쏘는 듯이 아파 얼굴을 자주 찡그리는 사람을 본 경험이 있을 것이다. 잘 지내다가도 갑자기 얼굴에 통증이 느껴지면 말하거나 식사하는 도중에도 얼굴을 찡그린다. 이런 증상이 잦으면 우울증에 빠지기도 한다. 특히 코 옆이나 입 주위에서 통증이 빈번하게 발생하며 한쪽 얼굴로 퍼져 나간다. 심지어는 통증이 재발할까 두려워 세수할 때도 조심하고, 아픈 부위는 면도도 하지 못하며, 바람만 세게 불어도 걱정하는 사람들도 많다.

원인 및 대처

이런 병이 삼차신경통이다. 주로 중년 이상의 여성에서 이런 병이 잘 생긴다. 이 병은 얼굴 중에서도 특히 눈보다 아래 부분에 잘 생긴다. 중년여성에서 이런 병이 생기면 일단 무슨 원인에 의해 삼차신경이 자극되는지를 CT나 MRI로 확인해야 한다. 그리고 이 병은 신경전문 의사의 적절한 약물치료로 큰 효과를 볼 수 있다.

맛을 모르겠어요

증상

맛을 모르게 되는 경우가 있다. 우리가 느끼는 맛은 크게 단맛, 신맛, 짠맛 및 쓴맛 등이 있는데 혀에는 이런 맛을 더 잘 느끼는 부분이 각각 다르다.

원인 및 대처

맛은 뇌신경 가운데 5, 7 및 9번 신경에서 담당한다. 어떤 원인에 의해서든지 해당 신경에 이상이 생기면 맛을 이상하게 인식하거나 느끼지 못하게 된다.

심한 병을 앓거나 독감 후에도 맛을 다르게 인식하거나 느끼지 못하게 되는 경우가 잦다. 노년층에서는 노화현상으로 인해 맛을 모르게 되기도 한다. 신체 기능이 많이 떨어져 있기 때문에 생기는 증상이다.

대개 몸이 약한 사람은 맛을 적게 느끼고 건강한 사람은 왕성한 식욕과 맛을 느낀다. 그러므로 맛은 신체의 건강상태를 나타내는 중요한 지표가 된다. 최근 맛이 변하거나 맛을 모르겠으며 체중이 자꾸 줄어드는 사람은 내과 또는 이비인후과 의사의 진찰을 받아보는 것이 좋다.

12

냄새를 모르겠어요

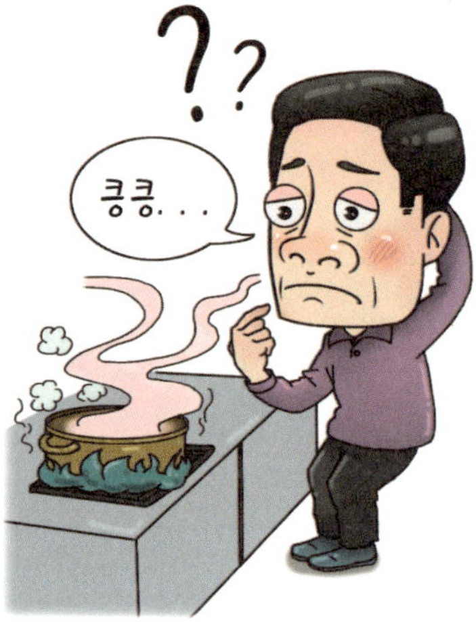

증상

갑자기 어느 날부터 냄새를 못 맡게 된다. 냄새를 못 맡는 증상은 한쪽 코에서만 생기기도 하지만 양쪽 코 모두에서 냄새를 못 느끼게 되기도 한다. 냄새를 못 맡는 것을 무후각증이라고 한다.

원인 및 대처

이런 증상은 감기 후에 일시적으로 생기는 일이 제일 흔하지만 그 외에도 뇌외상, 약물, 바이러스 감염, 뇌암, 뇌혈관이상이나 뇌압상승 등에 의해서도 생긴다. 그러므로 이런 증상이 일시적으로 있다가 사라지면 문제가 없으나 계속 된다면 신경전문 의사 또는 이비인후과 의사의 진찰을 받아 보는 것이 좋다.

113

음식을 씹기가 힘들어요

증상

음식 씹기가 힘들면 굉장히 불편하다. 나이가 들어 치아가 시원치 않거나 틀니 때문에 씹기가 불편할 경우 치과의사와 상의하면 된다. 그러나 젊은 나이에 씹기의 불편함을 느낀다면 치과적인 문제보다는 신경문제가 더 크다. 씹는 기능은 5번 뇌신경에서 담당하는데 이 신경에 이상이 생기면 씹는 기능이 약해진다. 씹는 기능이 약해지면 관자놀이와 뺨에 살이 빠진다.

원인 및 대처

만약 관자놀이가 아파서 못 씹거나 턱을 움직일 때 관자놀이에서 딱딱 소리가 나는 경우에는 치과나 성형외과의 진찰을 받는 것이 좋다.

한편 음식을 씹다가 갑자기 턱이나 뺨이 심하게 찌르듯이 아픈 경우는 삼차신경통을 생각한다. 또 처음에는 씹기가 괜찮으나 자꾸 씹으면 힘이 빠져 씹기가 곤란해지는 경우에는 근무력증이나 근이영양증도 생각한다. 그러므로 신경과의사의 진찰을 받아야 한다.

14

갑자기 입이 돌아갔어요

증상

아침에 자고 일어나 거울을 보니 입이 한쪽으로 돌아간 것을 보고 깜짝 놀라는 경우가 있다. 이런 경우 돌아간 반대편이 마비된 쪽인 경우가 많다. 마비된 쪽에서 눈도 감기지 않고 이마에 주름도 되지 않는 경우가 있다.

원인 및 대처

첫 번째로 벨마비라고 하는 급성 안면신경마비를 생각할 수 있다. 그러나 뇌졸중이나 멀미약 같은 약물에 의해서도 갑자기 입이 돌아갈 수 있으므로 일단 이런 증상이 생기면 빨리 신경과 의사의 진찰을 받아야 한다. 대부분의 안면신경마비는 약물로 치료가 잘 되나 후유증이 많이 남은 경우에는 수술로 안면 기능을 호전시키기도 한다.

15

얼굴

한쪽 이마가 아프더니 좁쌀 같은 물집이 생겼어요

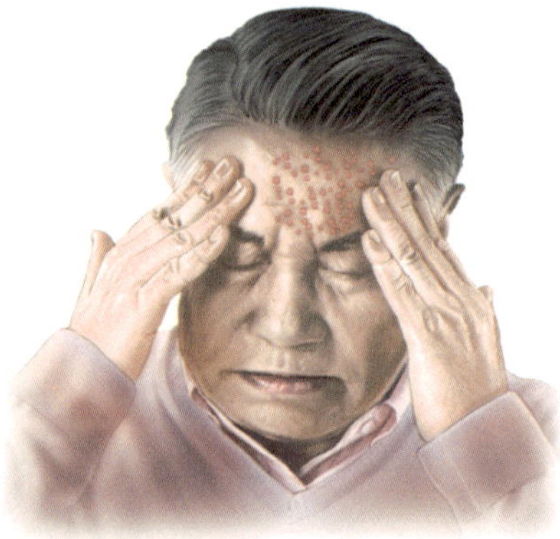

증상

며칠 피곤하거나 심한 몸살을 앓고 나서 한쪽 이마가 톡톡 쏘는 듯이 아프더니 좁쌀 같은 물집이 생기는 경우가 있다. 물집이 생기기 전에는 피부에 아무런 증상이 없고 단지 가렵고 아픈 증상만 있으므로 발병 초기에는 진단이 어렵다. 그러나 시간이 지나면서 아프던 부위에 좁쌀모양의 물집이 생기고 그 후 딱지가 앉게 되면 쉽게 진단된다.

원인 및 대처

대상포진 증세이다. 대상포진이 심하면 눈꺼풀 위까지 증상이 생긴다. 이 병은 신체의 면역이 떨어진 상태에서 이미 침범되어 있던 바이러스가 재활성화됨으로써 생기는데, 띠모양으로 생긴다고 해서 대상포진이라고 불린다.

이 병은 발병초기에 치료하면 효과를 보지만 후에 물집과 딱지가 있던 부분에 신경통이 생겨 고생하기도 한다. 특히 노인에서 신경통이 잘 생기는데, 이것을 대상포진 후 신경통이라고 한다. 이 신경통은 통증이 심해 환자가 고생하게 된다. 그러므로 중년이나 노인에서 한쪽 이마가 이유 없이 톡톡 쏘듯이 아픈 경우에는 꼭 대상포진을 생각해야 하므로 신경과나 피부과의사의 진찰을 받아야 한다. 만약 눈까지 이런 증상이 생겼으면 안과 의사의 진찰도 필요하다.

03
목

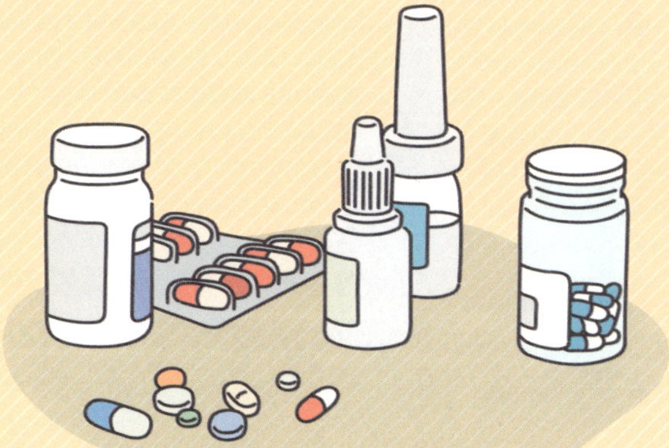

| 01

목뒤가 빼근해요

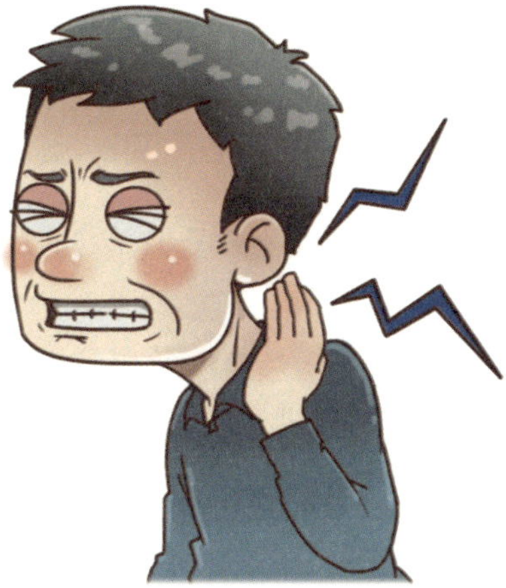

증상

바쁘게 사는 현대인들 가운데에는 목뒤의 뻐근함을 느끼는 사람이 많다. 특히 피곤한 오후나 신경을 쓰고 나면 더욱 심해진다. 장시간 컴퓨터로 작업하거나 장거리 운전을 할 때도 잘 생긴다. 보통 뒷목이 뻐근하면 고혈압이 아닌가 하고 걱정하는 사람이 많다.

원인 및 대처

이런 증상은 고혈압보다는 신경과 근육의 피로에 의한 것이다. 생활습관을 바꾸어보고 새로운 취미도 가져보며 장시간 계속 일하기보다는 중간중간 쉬어주고, 가벼운 운동도 해 보는 것이 좋다. 또한, 일하는 중간중간에 가벼운 맨손체조도 해보고 팔다리를 쭉쭉 펴서 스트레칭을 해 주는 것도 좋다. 특히 잘 때 베개를 낮게 베는 것이 좋다.

그러나 목운동을 하면 목이 뻣뻣하여 움직이기가 힘들고 양쪽 어깨와 팔로 통증이 생기며 목을 앞으로 굽히면 등줄기로 뻗치는 듯한 통증이 있거나 손근육이 마비가 되거나 살이 빠지는 증상 등이 있으면 반드시 신경전문 의사의 진찰을 받아야 한다.

02

목에 힘이 없어 자꾸 앞으로 처져요

증상

목근육에 힘이 없어 자꾸 앞으로 처지는 수가 있다. 이런 경우에는 목을 가누기가 힘이 들어 손으로 턱을 괴고 있어야 한다. 증상은 하루 중에도 아침, 저녁의 차이가 있을 수 있고 지속적인 경우도 있다.

원인 및 대처

목근육에 힘이 없어지는 경우는 제일 먼저 근육병과 근무력증을 생각해야 한다. 목을 꼿꼿이 지탱해주는 근육에 힘이 없어지므로 목이 앞으로 처지게 된다. 만약 처음에는 힘이 있으나 차차 목에 힘이 빠지거나 하루에도 여러 번 힘이 있다가 없어지는 경우에는 근무력증의 가능성이 높다. 일단 이런 증상이 있으면 신경전문 의사의 진찰을 받아야 한다.

03

목이 자꾸 한쪽으로 돌아가요

목

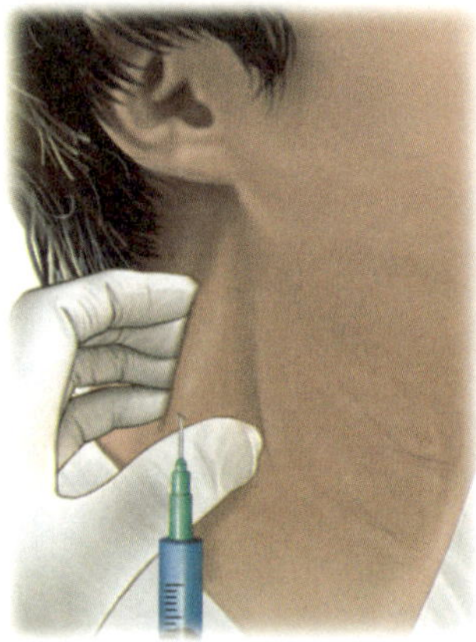

증상

본인도 모르게 목이 자꾸 한쪽으로 돌아갈 수 있다. 본인 의지와는 무관하게 생기므로 환자들이 매우 힘들어한다. 심하면 고개가 완전히 한쪽으로 돌아가므로 걸어 다니기도 힘들어진다.

원인 및 대처

약을 복용한 뒤 이와 같은 증상이 생겼다면 약효가 떨어지면 회복될 것이므로 문제되지 않는다. 그러나 이런 증상이 장기간 지속되면 남 앞에 서기가 불편할 정도로 일상생활이 힘들어진다. 목이 돌아가는 증상의 원인은 한쪽 목 근육의 과도한 긴장이다. 이때 목을 벽에 기대거나 손으로 목을 가볍게 밀어주면 증상이 나아지기도 한다. 이런 증상은 남 앞에 서거나 긴장하면 더 심해지나 밤에 자리에 누우면 호전된다. 이런 병을 연축성 사경이라고 한다.

이 병은 근육을 장기적으로 마비시키는 특수한 약물인 보툴리눔 독소를 목 근육에 주사함으로써 치료할 수 있다. 그러나 이런 치료의 효과는 불과 몇 개월 정도밖에 지속되지 않으므로 약효가 떨어지면 주사를 또다시 맞아야 한다. 그러나 만약 목이 본인 의지와는 상관없이 한쪽으로 돌아간다면 신경전문 의사의 진찰을 받아야 한다.

04

자고 일어나니 목이 아파 움직일 수가 없어요

목

증상

밤에 푹 자고 아침에 일어나니 목이 아파 움직일 수 없을 때가 있다. 고개를 돌릴 수도 없어 엉거주춤한 자세로 움직인다. 이런 증상은 자는 동안 목이 과도하게 젖혀져서 생긴 것이다. 특히 높은 베개를 베고 자거나, 과음 후 불편한 자세로 자고 나면 이런 증상이 잘 생긴다.

원인 및 대처

대부분 시간이 지나면 차차 회복되나 처음 며칠 간은 목을 가누기도 힘들고 운전하기도 힘들어 고생하게 된다. 이때 아주 작은 주사기로 목 근육에 통증치료를 하면서 찜질을 하면 뭉쳐진 근육이 빨리 풀린다. 급성기에는 냉찜질이 좋고 시간이 좀 지나 증상이 어느 정도 호전이 되고 나면 온찜질이 좋다. 초기에 심한 통증이 좀 가라앉으면 적당한 운동으로 땀을 내 뭉친 근육을 풀어 주는 것이 좋다.

대개 자고 나서 이런 증상이 생기는 경우가 많지만 교통사고가 나도 이런 증상이 잘 생긴다. 특히 운전 중 뒤에서 다른 차가 받았을 때 목이 확 젖혀지면 목이 움직이지 않게 되는 경우가 많다. 의학적으로 경추염좌라고 한다. 시간이 지나면서 차차 회복이 되면 문제가 없으나 만약 며칠이 지나도 점점 통증이 심해지고 팔이나 어깨로도 통증이 생기면 빨리 신경전문의사의 진찰을 받아야 한다.

05

음식을 삼키기가 힘들어요

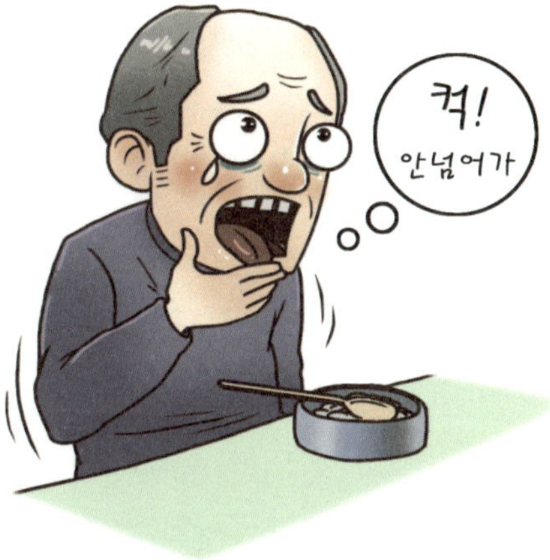

증상

맛있는 음식을 먹고 즐기는 일은 인생의 큰 즐거움 가운데 하나이다. 그러나 삼킬 수 없다면 아무리 맛있는 음식도 그림의 떡이다. 삼키는 기능이 저하되면 사래가 자주 들고 음식을 삼킬 때마다 기침이 동반될 수 있다.

원인 및 대처

삼키는 기능은 뇌신경 가운데 9번과 10번 신경에서 담당한다. 이 신경에 이상이 생기면 삼키기가 힘들거나 아예 삼킬 수 없게 된다. 이런 증상은 뇌졸중 후에 가장 흔하게 생기나 근무력증, 신경염증이나 뇌암 등 신경마비를 일으킬 수 있는 어떤 원인에 의해서도 생길 수 있다.

만약 이런 증상이 호전되지 않으면 코에 튜브를 끼워 음식을 공급하고 그래도 안되면 배에 구멍을 내어 음식을 직접 위장으로 넣기도 한다. 의식이 있는 환자에게 이런 방법으로 식사를 공급하는 것은 정말 힘든 일이다. 그러나 만약 삼키는 기능이 없거나 그 기능이 약해진 사람에게 억지로 음식을 먹이면 음식이 기도로 넘어가 폐렴이 생기기 쉬우므로 조심해야 한다. 또 이런 증상을 보이는 환자에게선 일단 억지로 삼킨 음식이라도 식도를 통해 거꾸로 올라올 수도 있으므로 식사 후에는 30분 이상 앉혀 음식이 장으로 내려가도록 한 후 자리에 눕히는 것이 좋다. 그러므로 자꾸 사래가 들어 삼키기가 힘들게 되면 서둘러 신경전문 의사의 진찰을 받아야 한다.

06 |

고개를 숙이면 등줄기까지 아파요

목

증상, 원인 및 대처

고개를 급히 앞으로 숙이면 등줄기까지 통증이 생기는 수가 있다. 이런 증상은 목뼈와 척수의 이상 때문에 신경이 당겨져서 생기는 증상이다. 이런 증상과 동반되어 대소변을 조절하는 기능이 약해지기도 한다. 만약 이런 증상이 있으면 빠른 시간 내에 신경전문 의사의 진찰을 받는 것이 좋다. 이런 증상을 보이는 경우는 대개 약물로 치료하나 영상 검사 결과에 따라 수술이 필요한 경우도 있다.

04

어깨

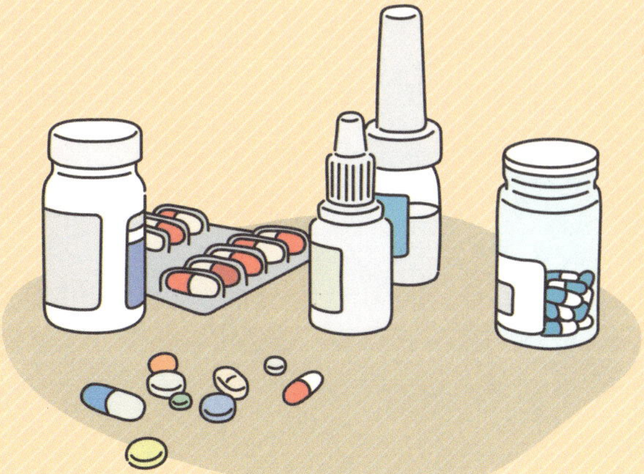

01

어깨가 굳은 것 같이 아파요

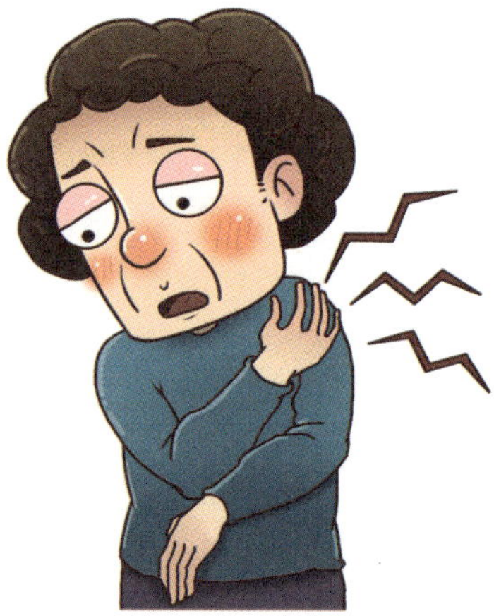

증상

중년이 되어서 어깨가 아프다는 사람이 많다. 어깨를 돌리기도 힘들고 등을 긁거나 팔을 들어올리기가 힘들기도 한다. 대개 한쪽 어깨만 아픈 경우가 많으나 양쪽 어깨 모두 아프기도 한다.

원인 및 대처

이런 증상은 어깨를 둘러싸고 있는 근육, 신경, 인대 및 관절 등이 굳어서 생긴다. 대개 중년 이상에서 생긴다고 해서 오십견이란 이름으로 불리나 활동을 적게 하는 젊은이에서 이런 증상이 생기기도 한다.

이런 증상은 나이가 들면서 몸이 굳어짐에 따른 증상으로 신체의 유연성을 떨어뜨린다. 그러므로 평소 맨손체조와 관절운동이나 스트레칭을 하는 것이 좋다. 일단 어깨관절이 굳어버리면 무리하지 말고 조금씩 풀어야 하므로 시간이 많이 걸린다. 약물치료와 물리치료를 겸하면 효과를 보며 수영 같은 전신운동도 병행하는 것이 좋다. 일단 어깨가 굳어버리면 치료기간이 오래 걸리므로 평소에 운동을 하여 이런 증상을 예방하는 것이 최상의 치료이다. 즉 보건체조가 최고의 예방이자 치료인 셈이다.

| 02

어깨나 견갑골의 근육이 아파요

증상

어깨의 관절운동은 아무 문제가 없으나 여기저기 근육만 아픈 경우가 흔히 있다. 특히 특정한 부분의 근육을 누르면 환자가 더 아파한다.

원인 및 대처

어깨나 견갑골 등 일부 근육에서만 이런 증상이 나타날 경우에는 근막동통증후군이라고 하나, 전신적으로 여러 군데에 이런 증상을 보이면 섬유근육통이라고 한다. 이런 증상을 보이는 경우에는 신경전문 의사와 통증치료과 의사의 협진이 필요하다.

03

어깨를 들기가 힘들어요

증상

어깨나 팔이 무거워서 힘든 경우가 있다. 이런 환자는 머리를 감거나 선반에 물건을 들어올리는 것, 계단 오르기 등을 매우 힘들어 한다.

원인 및 대처

특별히 어깨나 팔이 아프지 않으면서 이런 증상이 생기면 가장 먼저 근육병을 생각한다. 근육에 힘이 없어지면 어깨나 팔을 들어올리기가 힘들다. 특히 처음에는 어느 정도 힘이 있으나 시간이 지나면서 차차 힘이 빠져 어깨나 팔이 쳐지면 근무력증도 생각해야 된다. 이런 증상이 생기면 신경전문 의사의 진찰이 필요하다.

05

팔

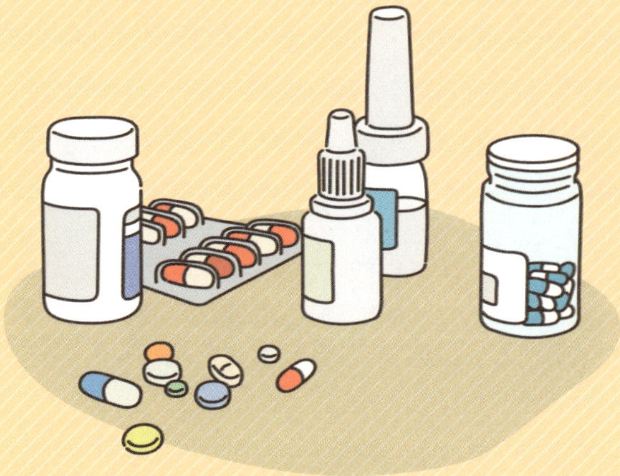

01

팔이 저려요

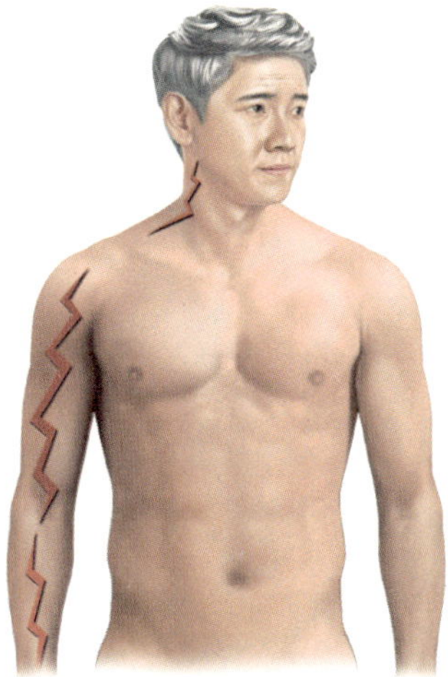

증상

추운 곳에서 쪼그린 채 잠들었다가 일어나보니 팔이 저렸던 경험이 있을 것이다. 또 팔꿈치를 책상모서리에 부딪히면 깜짝 놀라게 아팠던 경험도 있을 것이다. 이런 증상은 신경이 충격을 받았기 때문에 생기는 것이다. 즉 몸에 문제가 생겼으니 빨리 반응하여 몸을 보호하라는 신호이다.

원인 및 대처

노인들은 팔만 저려도 중풍이라고 생각하는 사람들이 많으나 이런 증상은 중풍 같은 중추신경의 병이 아니고 말초신경의 병이기 때문에 너무 걱정할 필요는 없다.

한편 목이나 어깨부터 연결되어 길게 팔이 아픈 경우가 있다. 이런 증상은 목의 이상 때문에 신경분포를 따라서 통증이 생긴 것이다. 이때는 팔을 검사할 것이 아니라 목을 검사해 봐야 한다. 팔이 저린 증상이 잠시 있다가 회복이 되면 문제가 없으나 오래 지속되면 신경전문 의사의 진찰을 받는 것이 좋다. 이런 경우는 대부분 근전도 검사와 영상 검사로 진단된다.

| 02

팔꿈치가 아파요

증상

팔꿈치가 아픈 사람은 흔하다. 어떤 사람은 팔꿈치가 붓기도 한다. 책상모서리에 팔꿈치를 부딪혀 잠시 아픈 것은 문제가 없다.

원인 및 대처

오랫동안 팔꿈치가 아프거나 부어 있다면 팔꿈치 관절과 신경에 이상이 있는지 신경과나 정형외과의 진찰을 받는 것이 좋다. 만약 팔꿈치뼈가 신경을 눌러서 아픈 경우나 근육 사이에 신경이 끼어서 아픈 경우에는 수술로 치료한다. 신경이 문제인지 뼈가 문제인지는 근전도 검사와 영상 검사로 진단할 수 있다.

031

팔의 근육이 벌레가 기어가듯이 꿈틀거려요

팔

증상

우연히 팔을 보니 근육이 벌레가 기어가듯 여기 저기 꿈틀거리는 경우가 있다. 이런 증상은 신경의 이상 때문에 근육이 저절로 움직여서 나타나는 현상이다.

원인 및 대처

만약 이런 증상과 함께 팔의 살이 빠지거나 감각이 이상해지면 반드시 신경전문 의사의 진찰을 받아야 한다. 특히 팔다리의 한 곳에서 생긴 이런 증상이 신체의 여러 곳으로 퍼져서 나타나면 근위축성 측삭경화증의 가능성이 크다. 이와 같은 신경병의 진단에는 근전도 검사가 필수적이다.

06

손

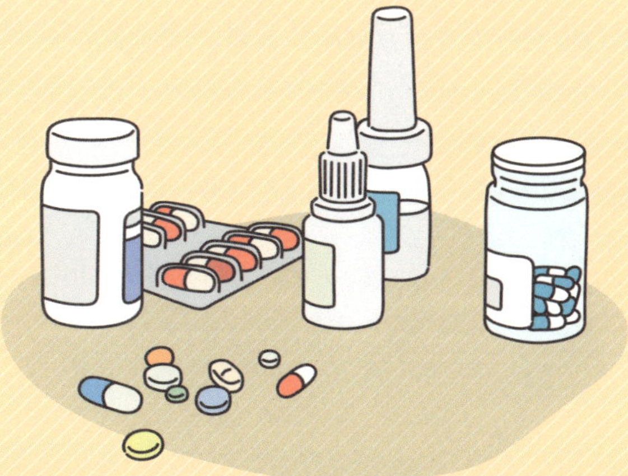

01

손이 저려요

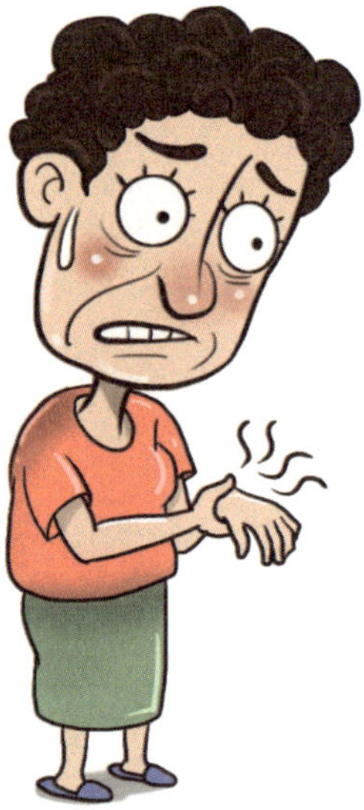

증상

겨울도 아닌데 손이 저리다는 사람들이 흔히 있다. 특히 손을 많이 쓰는 노동자나 중년 이상의 여성에서 잘 생긴다. 이런 증상을 가진 사람들은 낮에도 손이 저려 손을 자꾸 털고 주무른다. 특히 밤에는 자다가 손이 저리고 아파 깨기도 한다.

원인 및 대처

신경이 눌리거나 상했기 때문에 생기는 증상이다. 손목에 있는 작은 구멍을 통해서 신경이 지나가야 하는데 이 부분에서 신경이 눌리는 경우가 많다. 또한 당뇨병이 있거나 술을 많이 마시는 사람도 신경이 잘 상하기 때문에 손이 저리다고 하는 사람이 많다. 또 특별한 병이 없는 노인들도 손이 저리다고 하는 경우가 흔한데, 이것은 나이가 들어가면서 신경도 서서히 노화되기 때문이다.

이런 증상을 말초신경병이라고 한다. 단순히 손만 저리기도 하지만, 손과 발이 모두 저리기도 하고, 심한 경우에는 손발에 힘이 빠지기도 한다. 유전적으로 이런 병이 생긴 경우에는 어린 시절부터 증상을 느끼지만 대개는 나이가 들어서 손이 저린 증상이 잘 생긴다. 증상이 심해지면 장갑을 끼고 양말을 신는 부위가 저리고 힘이 빠진다. 이런 병의 진단에는 근전도 검사가 필수적이며 가끔은 신경조직검사로 진단하기도 한다.

손이 저린 경우에는 대부분 약물로 치료하나 가끔은 수술로 신경이 지나가야 하는 길을 넓혀주기도 한다. 이런 증상이 있는 사람은 신경과 또는 정형외과 전문의에게 진찰을 받으면 된다.

02

손에 살이 빠졌어요

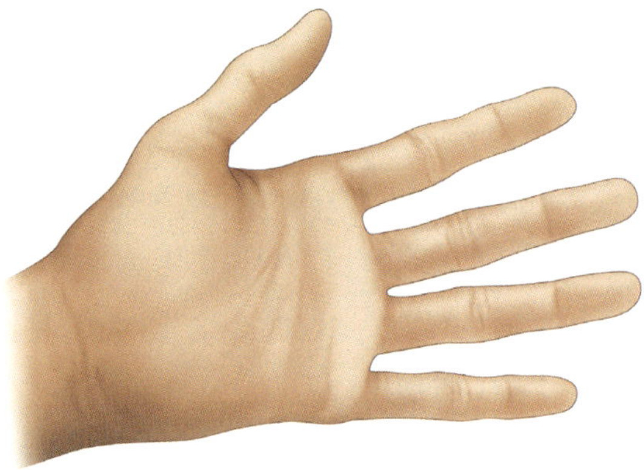

증상

손에 살이 빠지고 힘이 없어지는 경우가 있다. 손에 살이 빠지면 손아귀에 힘이 없어 병마개를 돌리기도 힘이 든다. 심한 경우에는 손이 마치 갈퀴같이 되기도 한다.

원인 및 대처

이런 증상은 손으로 가는 신경이 상해서 생기는 증상이다. 이런 증상을 말초신경병이라고 한다. 유전적으로 이런 병이 생긴 경우에는 어린 시절부터 이런 증상이 생기나 대부분에서는 나이가 들면서 서서히 이런 증상이 생긴다. 이 병의 진단에는 근전도 검사가 필요하다.

손

| 03

손이 떨려요

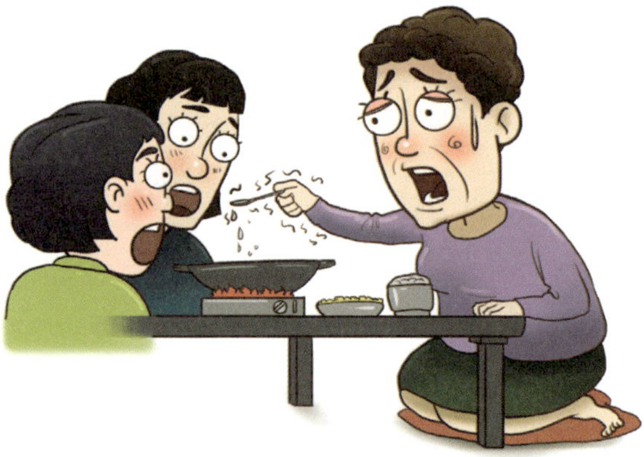

증상

찻잔을 들거나 물건을 잡으려 할 때 손을 떠는 사람들을 종종 볼 수 있다. 어떤 사람은 가만히 있을 때 손을 떨기도 한다. 이런 증상은 서서히 생기므로 초기에는 환자 본인이 깨닫지 못하는 경우도 있으나 대개 증상이 심해지면 본인도 인지한다. 환자 본인이 손을 떠는 증상을 알게 되면 남 앞에 나서기가 힘들어진다고 말하는 이들이 많다.

원인 및 대처

수전증은 건강한 노인에서도 잘 생긴다. 대부분 낮에는 증상이 있으나 저녁에 잘 때면 손떨림 증상이 없어지고 신경을 쓰거나 남 앞에 서면 더욱 심해진다. 대부분 중년 이상에서 생기며, 가족 가운데 같은 증상을 가지고 있는 경우도 있다.

갑상선에 이상이 있어도 손을 떨게 된다. 가만히 있을 때 손을 떨면서 자세가 구부정하고 몸이 굳은 것처럼 움직이면 파킨슨병의 가능성이 크다. 이 병은 대부분 약물로 치료한다. 손을 떠는 경우에는 신경전문 의사의 진찰을 받아야 한다.

104

손목이 처졌어요

증상

자고 일어나 보니 손목이 처진 것을 알고 깜짝 놀라는 경우가 있다. 손목을 손등 쪽으로 젖히려고 해도 힘이 들어가지 않는다.

원인 및 대처

손목을 뒤로 젖히는 기능을 담당하는 요골신경의 마비가 원인이다. 이 신경은 몸을 쪼그리고 자고 난 뒤 마비가 잘 된다. 특히 술을 먹고 벤치나 소파에 팔을 걸친 채 자고 나면 이런 증상이 쉽게 생긴다. 이런 증상에도 신경이 마비된 부위에 따라 손목이 처진 경우도 있고 손가락만 처진 경우도 있다. 이 병은 근전도 검사로서 진단된다. 일단 이런 증상이 생기면 당황해하지 말고 신경과나 정형외과의 진찰을 받으면 된다.

05 |

손마디가 굵어졌어요

증상

손마디가 굵어져서 반지가 빠지지 않는다는 사람들이 있다. 특히 손마디가 굵어지면서 아침에 일어나면 손이 뻣뻣해지는 증상까지 동반되는 경우도 있다.

원인 및 대처

손마디가 굵어지는 증상은 관절염일 가능성이 높다. 물론 일을 많이 하는 사람에게선 노동의 결과로 손마디가 굵어진다. 그러나 관절에 병적인 문제가 있어 손마디가 굵어지면 치료를 해야 하므로 정형외과, 류마티스 내과나 신경과의 진찰을 받아야 한다.

06

글씨를 쓰기가 힘들어요

증상

글씨를 쓰기가 힘든 경우가 있다. 평소에 손을 사용하는 데는 전혀 문제가 없으나 글씨를 쓰기 위해 연필이나 볼펜만 쥐면 손이 긴장되고 꼬이듯이 아파서 글씨를 쓸 수가 없게 된다. 심지어는 이런 일 때문에 사무직을 그만두는 사람도 있다. 특히 이런 사람들은 남 앞에서 글씨 쓰는 것에 매우 큰 어려움을 겪는다.

원인 및 대처

이런 병을 글씨 쓰는 것이 경직된다고 해서 서경이라고 한다. 이 병은 글씨를 쓰고자 하면 손이 긴장되는 운동병이다. 신체의 다른 부분은 전혀 문제가 없으나 글씨만 쓸 수가 없으니 미칠 노릇이다. 그래도 요즈음은 컴퓨터가 글씨 쓰기를 대신해 줄 수 있지만 과거에는 무조건 글씨를 써야 되니 정말 답답해서 미칠 지경이었다. 이 병은 신경전문 의사의 진찰로 쉽게 진단된다. 이 병은 대개 약물로 치료하나 손과 팔에 보톨리눔 독소주사치료로 효과를 보기도 한다.

107

손이 자꾸 비틀어져요

증상

자신도 모르게 손이 비틀어지고 뒤틀리는 경우가 있다. 의지와는 상관 없이 수시로 손에 힘이 들어가며 꼬이는 증상이 발생한다.

원인 및 대처

멀미약이나 정신과 약을 복용하다보면 이런 증상이 잘 생긴다. 심지어는 이런 증상이 생겨 응급실로 뛰어오는 사람도 있다.

이 병은 손에 생기는 운동병으로, 원인이 되는 약을 중단하거나 주사치료를 하면 차차 회복된다. 한편 뇌성마비에서도 이런 증상이 생기는데 이런 경우는 치료가 힘들다.

081

주먹을 쥐었다가 펴기가 힘들어요

증상

주먹을 꽉 쥐었다가 얼른 펴기가 힘들어지는 병이 있다. 주먹을 쥐는 힘은 대개 보존되어 있다.

손

원인 및 대처

이런 증상은 근 긴장증이라고 하는 근육병에서 흔히 볼 수 있는 증상이다. 이 병은 유전적으로 생기므로 가족 가운데 같은 증상을 보이는 사람이 있는 경우가 많다.

근육막의 이상으로 전해질 이동에 문제가 생겨 발생한다. 근전도 검사로 쉽게 진단되며 약물로 증상을 치료할 수는 있지만 완치는 어렵다.

09

손 근육이 벌레가 기어가듯이 꿈틀거려요

증상

손 근육이 여기저기 자신도 모르게 벌레가 기어가듯이 꿈틀거리는 경우가 있다. 특히 엄지두덩에 살이 빠지면서 이런 증상이 잘 생긴다.

원인 및 대처

이런 증상은 손으로 가는 신경이 손상되어서 생기는 것이다. 만약 이런 증상이 신체의 여러 곳으로 퍼져나가고 살까지 빠진다면 아주 무서운 신경병도 생각해야 하므로 반드시 신경과 의사의 진찰을 받아야 한다. 이 병의 진단에는 근전도 검사가 아주 중요하다.

07

몸통

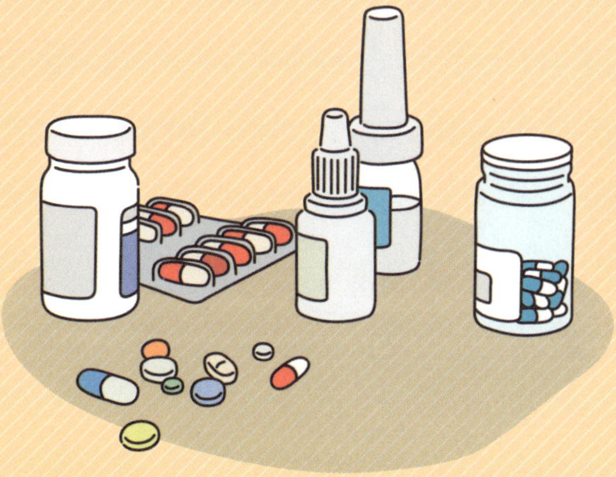

01

갈비뼈 사이가 아파요

증상

겉으로는 아무런 증상이 없으나 갈비뼈 사이가 아픈 경우가 있다. 숨을 크게 내쉬거나 몸을 움직이다 보면 갑자기 뜨끔한 증상이 생기기도 한다.

원인 및 대처

늑간신경통이라고 불리는 이 병은 갈비뼈 사이로 지나가는 늑간신경이 자극되어 생긴다. 당뇨병이 있으면 이런 증상이 잘 생기며 대부분 약물로 치료한다. 척추디스크가 있어도 이런 증상이 생길 수도 있으므로 근전도 검사와 영상 검사가 필요한 경우도 있다.

021

등이나 가슴에 띠 모양으로 물집이 생겼어요

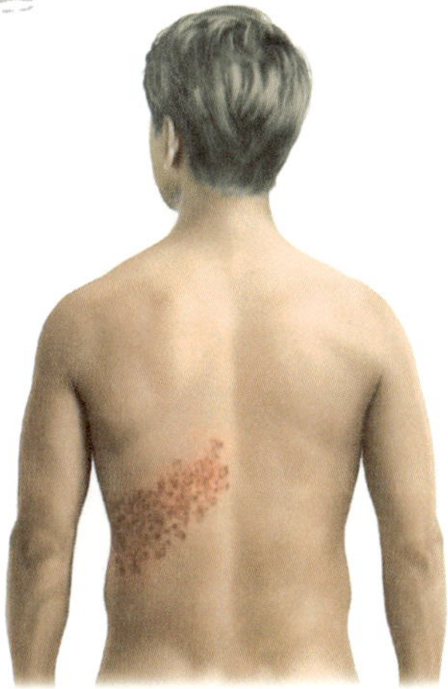

몸통

증상

등이나 가슴이 며칠 동안 띠 모양으로 뜨끔거리며 아프다가 좁쌀모양의 물집이 생기는 병이 있다. 처음에는 피부에 아무런 표시도 없이 아프기만 하므로 진단이 힘들다.

원인 및 대처

대상포진으로, 이 병은 면역기능이 떨어져 있는 노인이나 암 환자에서 잘 생긴다. 며칠 뒤 물집이 생기면 바로 진단된다. 이 병은 서둘러 약물이나 주사로 치료하면 효과가 좋다. 그러나 물집이 생겼던 부위에 딱지가 앉고 나서 떨어지면 그 부위에 신경통이 생기는 경우가 흔하다. 대상포진후 신경통으로 특히 노인에서 잘 생긴다. 대상포진후 신경통은 치료가 힘든 경우가 많다. 그러나 발병초기에 적절한 약물치료를 하면 이런 신경통의 발생을 줄일 수 있다.

신경과나 피부과에서 진료를 받아야 하고 증상이 생기면 혹시 신체에 다른 이상이 있는지도 확인해 보는 것이 좋다.

031

몸이 여기저기 돌아다니면서 아파요

증상

활동하는 데는 큰 지장이 없지만 근육이 여기저기 아픈 경우가 흔하다. 등, 가슴, 팔다리와 어깨까지 안 아픈 곳이 없다. 여러 병원을 다녀 보았고 많은 돈을 들여 검사하지만 병명을 정확하게 진단하지 못하는 경우가 많다.

몸통

원인 및 대처

이런 증상을 보여도 만약 신체의 일부분만 아프면 근막동통증후군이라고 하나 전신의 여기저기가 아프면 섬유근육통이라고 한다. 이런 증상을 보이는 경우에는 아픈 부분을 만져보면 근육이 뭉쳐진 듯이 단단하다. 이런 병은 약물치료만으로는 부족하므로 통증치료를 겸해서 치료한다.

104

허리가 아파요

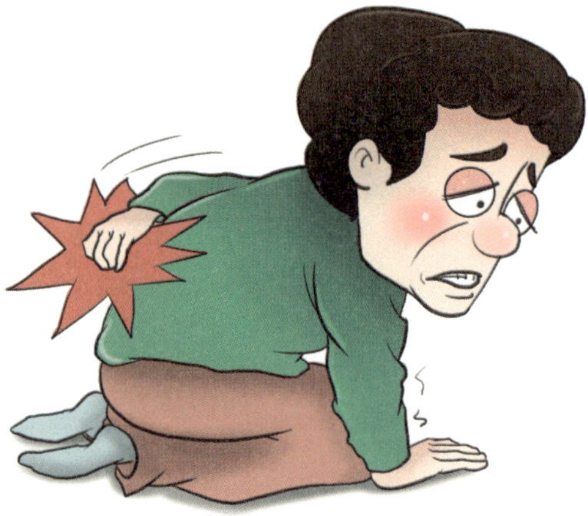

증상

성인 중 허리가 아프지 않은 사람은 드물 것이다. 직립보행하는 인간에게 요통은 두통만큼이나 숙명적인 증상이다. 머리를 많이 쓰니 두통이 생기고 허리 굽혀 일을 하니 요통이 생긴다.

원인 및 대처

보통 허리가 아프다고 하면 제일 먼저 허리 디스크를 생각하나 허리에는 디스크 말고도 많은 병이 생긴다. 갓난아기처럼 누워 있거나 기어다니면 요통이 생기지 않으나 서거나 허리를 굽혀 일하면 허리에 무리가 가면서 요통이 생긴다. 아마 바퀴가 네 개인 자동차와 바퀴가 두 개뿐인 자전거 중 어느 것이 더 안전할까 생각해 보면 짐작이 갈 것이다.

요통에도 단순히 허리만 아픈 경우도 있고 좌골신경통 같은 증상을 동반하는 경우도 있다. 또 요통과 더불어 다리에 힘이 빠지고 감각이 이상하거나 대소변이 불편해지는 경우도 있다. 요통의 발생과 치료에는 몸의 자세와 허리운동이 아주 중요하다. 대부분의 요통은 몸의 자세를 교정해 주고 허리를 튼튼하게 해주는 운동을 시키면서 필요한 약을 쓰면 호전된다.

그러나 좌골신경통이 심하거나 다리에 감각이 이상하고 살이 빠지거나 대소변에 이상이 생기면 때에 따라서는 수술이 필요할 수도 있다. 허리가 아프면 혹시 수술을 권유 받을까 봐 아예 병원에 오지 못하겠다는 환자들도 있다. 그러나 대부분의 요통은 약물로 치료가 가능하므로 미리 겁먹을 필요는 없다. 특히 나이가 들면 뼈가 약해지므로 허리가 굽고 허리힘이 없어져서 요통이 더 잘 생긴다. 그러므로 평소 적절한 허리운동을 하는 것이 좋다.

105

몸의 감각이 이상해요

증상

몸통의 어느 부분에서 감각이 이상한 경우가 있다. 이런 증상은 갑자기 생기기도 하고 시간을 두고 서서히 생기기도 한다. 이런 증상은 신경에 문제가 생기기 때문이다.

원인 및 대처

사지나 몸통의 어느 한 부분에 국한되어 감각이 이상하면 그 부분으로 가는 말초신경에 문제가 생긴 것이나 몸통의 어느 부분 이하에서 전체적으로 감각이 이상해지면 제일 먼저 척추나 척수의 병을 생각해야 한다. 특히 대소변기능까지 이상해지면 더욱 척수의 병을 생각해야 한다. 대개 당뇨병이 있는 사람에게서 이런 증상이 잘 생긴다. 이런 병은 신경전문 의사의 진찰을 받으면 된다.

08 다리

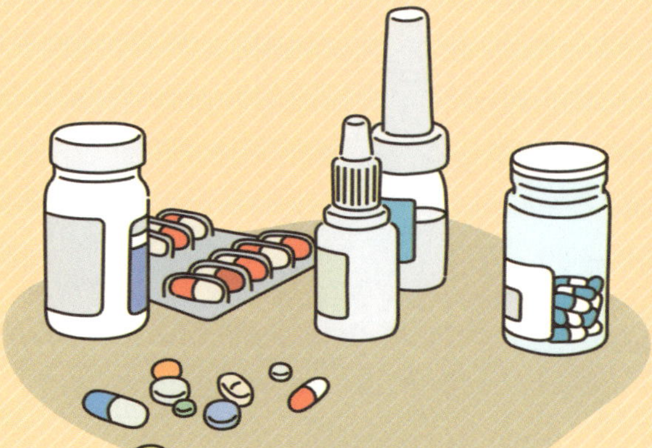

| 01

다리가 당기듯이 아파요

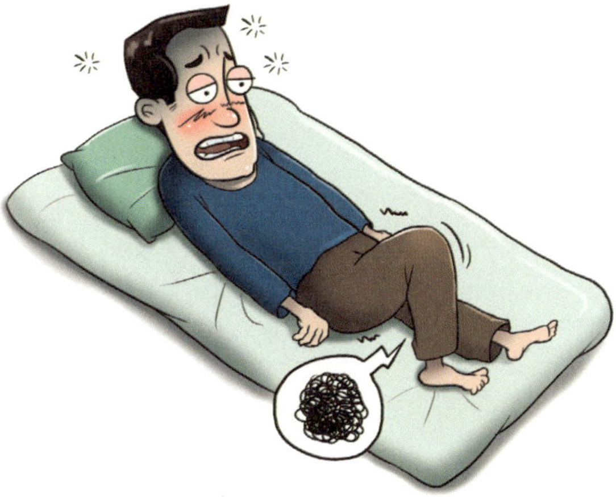

증상

뒷다리가 당기듯이 아픈 경우가 있다. 평소 자주 하지 않던 등산이나 운동을 하고 나서 이런 증상이 생기면 문제가 없으나 그런 일도 없이 뒷다리가 당기듯이 아프면 허리에 탈이 난 경우가 많다.

원인 및 대처

보통 뒷다리가 당기듯이 아프면 좌골 신경통이라고 한다. 그러나 뒷다리뿐만 아니라 앞다리나 다리의 옆 부분이 아픈 경우도 있다. 이런 경우는 좌골신경통이 아니다. 왜냐하면 좌골신경은 엉덩이에서 뒷다리 쪽으로 분포하기 때문이다.

다리가 당기는 증상은 무거운 물건을 들거나 허리를 무리하게 쓰고 난 뒤에 잘 생긴다. 갑자기 증상이 생겼으나 며칠 지나 차차 증상이 좋아지면 문제가 없다. 그러나 통증이 계속 있으면 신경전문 의사의 진찰을 받아야 한다. 이런 증상은 대개 근전도 검사와 영상 검사로 진단된다.

02

걷다가 다리가 아파 자꾸 쉬어야 해요

증상

걸음을 처음 걷기 시작할 때는 문제가 없으나 어느 정도 걷다 보면 다리가 아파 자꾸 쉬어야 되는 경우가 있다. 무릎이 아파 못 걷는 경우도 있지만 이런 경우는 무릎관절과는 상관이 없는 증상이다. 다리가 아픈 것도 어느 정도 거리를 걸어야 아픈 경우도 있고 걷는 거리와는 상관없이 아픈 경우도 있다.

원인 및 대처

만약 항상 비슷한 거리를 걷고 있는 시점에서 다리에 통증이 생긴다면 다리로 가는 혈관에 문제가 있는 것이다. 즉 다리가 운동을 하면 그만큼 피가 돌아야 하는데 혈액순환이 잘 되지 않으니 다리에 통증이 느껴지는 것이다.

한편 걷다가 시도 때도 없이 다리가 아픈 경우는 신경이상 때문에 다리에 통증이 오는 것이다. 즉 허리에서 다리까지 내려오는 신경통로에 이상이 생긴 경우이다. 그러므로 혈액순환이 안되서 생긴 통증이라면 혈관외과의 진찰을 받아야 하고 신경 때문에 생긴 통증이라면 신경전문 의사의 진찰을 받아야 한다.

| 03

종아리가 굵어졌어요

증상

종아리가 굵어지는 증상은 어른에서는 드물지만 아이들에게서는 가끔씩 볼 수 있다. 다리에는 힘이 적어서 일어설 때 벽을 잡고 겨우 일어나지만 종아리는 통통하게 굵은 경우가 있다.

원인 및 대처

선천성 근육병을 생각한다. 어린 나이에 생긴 이런 병은 경과가 나쁜 경우가 많다. 이런 병은 혈액 검사와 근전도 검사로 짐작은 되나 확진은 근육조직 검사로 한다.

04 |

양쪽 종아리에 살이 빠졌어요

증상

양쪽 종아리에 살이 빠지는 것은 대개 갑자기 생기지 않고 서서히 생겨 진행한다. 심한 경우에는 양쪽 다리가 학다리처럼 가늘어진다.

원인 및 대처

이런 증상은 신경이 상해서 오는 것인데 대개 유전적으로 생기는 경우가 많다. 양쪽 다리와 발에 살이 빠져 힘이 없어지고 감각도 저리거나 무뎌지는 경우가 많다. 이런 병은 근전도 검사로 진단되나 신경조직 검사가 필요한 경우도 있다.

다리

105

대퇴부 옆이 아파요

증상

다리를 움직이는 데는 전혀 지장이 없으나 한쪽 대퇴부 옆이 아프거나 감각이 이상한 경우가 있다. 특히 최근에 체중이 늘었거나 임신한 경우에 이런 증상이 잘 생긴다.

원인 및 대처

감각신경이 근육 사이에서 눌려지면서 생기는 증상으로, 특히 중년 여성에서 흔하다. 대개 약물치료를 하나 최근 체중이 늘었다면 우선 체중을 줄이는 것이 급선무이다. 근전도 검사로 진단 가능하며, 신경전문 의사의 진찰로 쉽게 진단된다.

061

다리에 혈관이 시퍼렇게 보여요

증상

다리에 혈관이 굵어져서 보기 싫게 된 경우가 있다. 마치 뱀처럼 퍼렇게 되어 짧은 치마를 입기가 힘들어진다. 특히 중년 여성들은 이런 증상이 나타나면 굉장히 힘들어 한다.

원인 및 대처

정맥이 확장되어 생긴 증상으로 혈액순환이 원활하지 않으면 나타난다. 혈관외과 의사의 진찰을 받으면 된다.

107

무릎이 아파요

증상

나이가 들면 무릎이 성한 사람이 드물다. 인간은 평생을 걸어야 하니 무릎 관절이 닳고 약해지는 것은 당연한 이치일 것이다. 특히 노인이 되면 운동이 부족해지는데, 무릎이 아파 움직이기가 힘이 드니 정말 큰일이다.

원인 및 대처

대개 관절병은 중년이상의 여성에서 잘 생긴다. 특히 비만한 경우에 관절에 무리가 가서 관절통이 더 잘 생긴다. 일단 관절에 탈이 나면 쉽게 낫기가 어려우므로 평소 체중에 신경 쓰고 적절한 운동을 하는 것이 좋다. 관절병은 주로 류마티스내과나 정형외과에서 진찰받으면 된다.

09

발

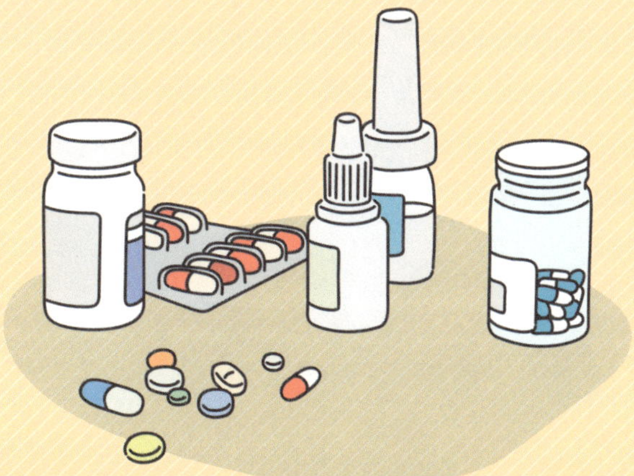

| 01

발이 저려요

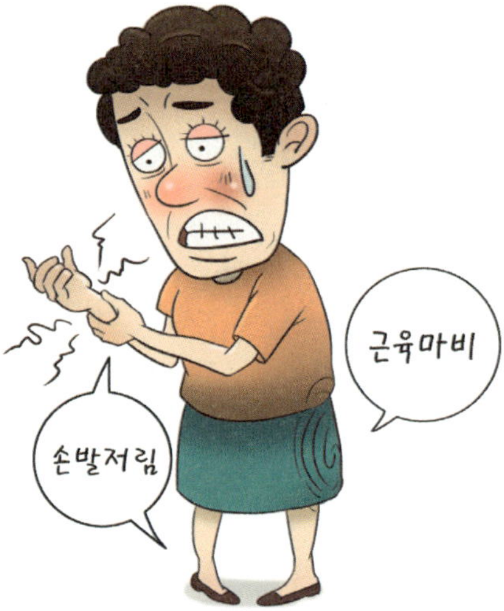

증상

발이 저린 사람이 많다. 겨울도 아닌데 발이 저리니 미칠 지경이다. 한여름에도 두꺼운 양말이나 버선을 신고 다닐 정도이니 답답하기만 하다. 겉으로 보면 발을 움직이는 데는 전혀 지장이 없는데 계속 저린 탓에 심하면 우울증에 빠지기도 한다.

원인 및 대처

이런 경우가 말초신경병이다. 손끝이 저린 것과 마찬가지로 발도 몸에서 먼 쪽이므로 말초신경이 잘 상한다. 저린 증상은 특히 밤에 더 심해 잠을 못 이루기도 한다. 이런 증상은 당뇨병이 있거나 콩팥이 나쁜 경우, 오랫동안 술을 많이 마신 경우에 잘 생긴다. 그러나 나이가 들면 특별한 이유 없이도 손발이 잘 저리기도 한다. 이런 증상은 근전도 검사로 진단한다. 이런 증상이 생기면 신경전문 의사의 진찰을 받으면 된다. 경우에 따라 온찜질을 하면 증상 조절에 도움이 될 수 있다.

발

02

발바닥이 저려요

증상

발바닥만 저린 경우가 있다. 발바닥에 모래가 들어 있는 것 같다고 말하기도 한다. 발바닥 중에서도 앞쪽이나 뒤쪽 중에 더 심하게 저린 부분도 있다. 걷기가 힘들어 자주 주무르기도 하나 발바닥은 계속 저리다.

원인 및 대처

말초신경병의 증상이다. 특히 감각신경이 손상되면 이와 같은 증상이 온다. 이런 증상은 서서히 시작되어 환자들을 무척이나 힘들게 한다. 진단은 근전도 검사로 하고 약물로 치료한다. 그러나 약물로 안되면 통증치료를 하기도 한다. 일단 발바닥이 저리면 신경과나 정형외과의 진찰을 받으면 된다.

031

발뒤꿈치가 아파요

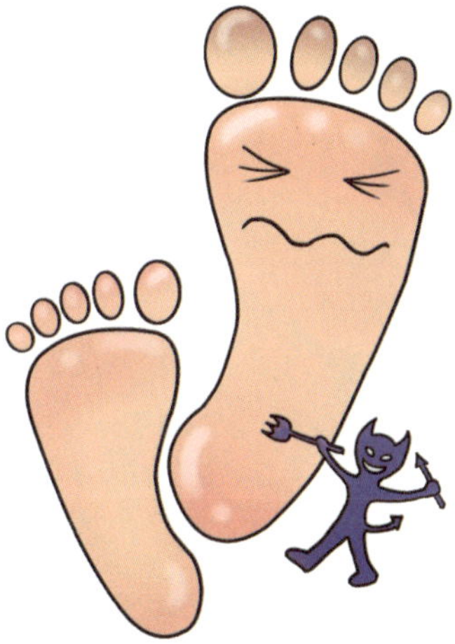

증상

여성에서 발뒤꿈치 통증을 호소하는 경우가 잦다. 하이힐과 같은 뒷굽이 높은 구두를 자주 신는 탓에 발에 더 많은 무리가 가는 것일 수도 있다. 발뒤꿈치를 만지거나 누르면 더 아픈 부분이 있다. 그러나 피부색깔이 변하거나 붓거나 하는 증상은 없다. 그냥 걸으면 발뒤꿈치만 아프다고 한다.

발

원인 및 대처

발뒤꿈치의 신경, 근육 및 인대가 상해서 오는 증상이다. 너무 높은 구두는 피하고 신발밑창도 부드러운 것으로 바꾸게 하며 필요한 경우 약물로 치료하면 효과를 본다. 그럼에도 불구하고 계속 아프면 통증 치료를 하기도 한다.

04 |

발가락 사이가 아파요

증상

간혹 발가락 사이가 아파서 오는 환자들이 있다. 특히 엄지발가락이나 세 번째 발가락 밑이 아프다고 하는 수가 많다. 바로 신경통 증상이다.

원인 및 대처

발가락으로 가는 작은 신경이 눌리거나 상하면 겉으로는 아무런 증상이 없으나 발가락 사이나 발가락 밑이 아프거나 저리다. 이런 병은 근전도 검사로 진단되며, 대개 약물로 치료하나 차도가 없을 경우 통증 치료를 하면 잘 낫는다. 그래도 안되면 수술을 하기도 한다.

| 05

엄지발가락이 아파요

증상

평소 건강한 편이었지만 음주, 육식을 즐기는 사람들에게서 아무 이유 없이 엄지발가락이 아프고 벌겋게 붓는 병이 생긴다. 심하면 전신 발열이 동반되기도 한다.

원인 및 대처

통풍에서 이런 증상이 생긴다. 몸에서 생긴 노폐물이 원활하게 배출되지 못하기 때문에 생기게 된다. 엄지발가락이 아프거나 붓는 증상이 생기면 내과 진찰을 받도록 하자.

06 |

마치 솜이불 위를 걸어 다니는 것 같아요

증상

발이 특별히 아프거나 다리에 힘이 없는 것도 아닌데 마치 솜이불 위를 걷는 것처럼 걸음이 비틀거리는 사람들이 있다. 이런 증상은 발의 감각이 떨어졌기 때문에 생기는 것이다. 자기 발이 어디를 딛고 있는지를 모르니 걸음이 비틀거릴 수밖에 없다.

원인 및 대처

말초신경병의 증상이다. 대부분 술을 많이 마시거나 당뇨병을 오래 앓았거나 콩팥이 나빠 오래 고생한 사람들에서 이런 증상이 잘 생긴다. 이 병은 근전도 검사로 진단되며, 그 원인을 찾아서 치료하는 것이 급선무이다.

107

발등이 아파요

증상

한쪽 발이나 양쪽 발의 발등만 아프거나 저린 경우가 있다. 걷거나 다른 활동을 하는 것에는 문제가 없으나 발등이 시리거나 저리니 불편하다.

원인 및 대처

이 역시 말초신경병으로 인한 것이다. 한쪽 발에만 이런 증상이 있기도 하나 양쪽 발에서 이런 증상이 생기는 경우도 흔하다. 어떤 경우는 발가락 사이만 감각이 이상하고 저리다고 하는 경우도 있다. 이런 병은 근전도 검사로 진단된다. 이런 증상은 일단 약물로 치료하나 안되면 통증 치료를 같이 하기도 한다.

081

발이 처졌어요

증상

자고 일어나 보니 발이 처진 경우가 흔히 있다. 이런 증상은 남녀노소 누구에게나 생길 수 있다. 특히 추운 데서 몸을 웅크리고 자고 나면 이런 증상이 잘 생긴다. 발이 뒤로 제껴지지가 않으니 걸으려면 다리를 평소보다 더 높게 들어야 한다. 마치 수탉이 걷는 것처럼 다리를 높게 들고 걷게 된다.

원인 및 대처

이것은 밤사이 신경이 무릎에서 눌려 기능이 떨어졌기 때문에 생기는 것이다. 이것은 신경마비이므로 근전도 검사로 진단된다. 단순히 신경이 눌려서 생긴 증상은 시간이 가면 대부분 회복되나 만약 신경이 잘려서 생긴 증상이라면 수술이 필요한 경우도 있다. 이런 증상이 있으면 신경전문 의사나 정형외과 의사의 진찰을 받으면 된다.

10

전신

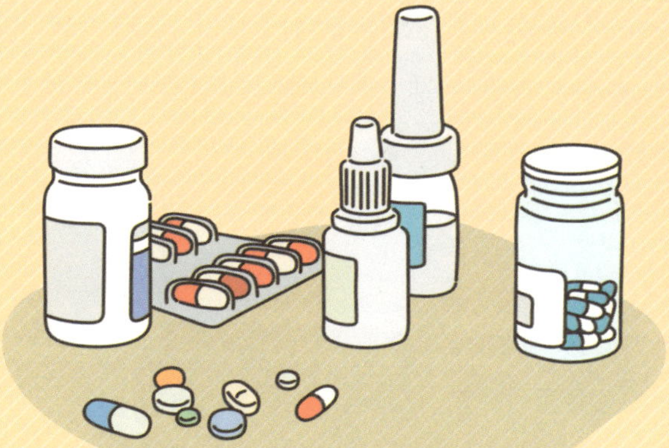

| 01

전신이 무겁고 항상 피곤해요

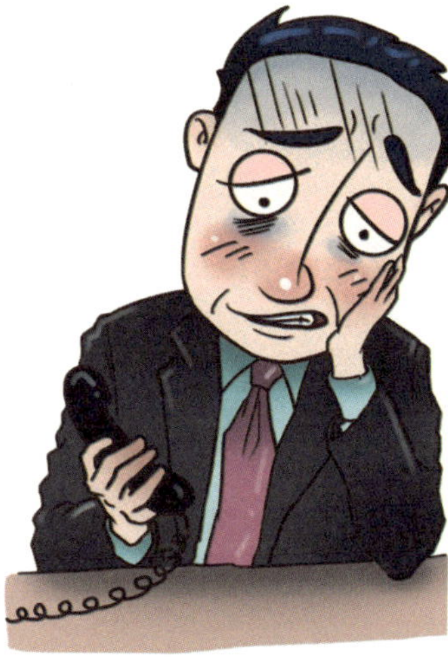

증상

아침에 일어나면 전신이 무겁다는 사람들을 어렵지 않게 볼 수 있다. 무언가 특별한 일도 없었는데 항상 몸이 무겁다고 한다. 몸이 무거우니 기분도 우울하고 밥맛도 없고 일에 대한 의욕과 능률도 떨어진다. 피곤하고 몸이 무겁다는 핑계로 주말이나 휴일에는 하루종일 잠만 자고 빈둥거려도 월요일이 되면 또 무겁고 피곤한 나날들이 계속된다.

원인 및 대처

이런 증상은 만성 피로 증후군일 가능성이 높다. 항상 몸이 무겁고 피곤하면 일단 내과 의사의 진찰을 받아 몸에 실제로 갑상선이나 당뇨병 같은 이상이 있는지 확인해 볼 필요가 있다. 또한 본인이 인지하지 못하는 사이 우울증이 온 것은 아닌지도 점검하여 볼 필요가 있다.

02

전보다 행동이 많이 느려졌어요

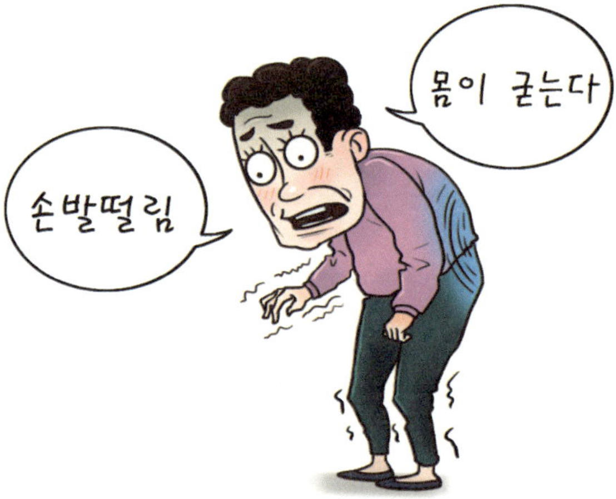

증상

전에는 몸이 빠릿빠릿했는데 언제부터인지 서서히 행동이 느려지고 말이 어둔하며 표정도 굳어지는 경우가 있다. 자세도 앞으로 구부정하며 쪼작걸음을 걷고 손을 떨기도 한다.

원인 및 대처

파킨슨병일 가능성이 아주 높다. 증상은 대부분 중년 이상에서 잘 생기며, 서서히 진행된다. 이 병은 현대의학으로 약간 진행을 막을 수 있을 뿐이다. 약물로 치료하나 최근에는 여러 가지 수술법이 개발되고 있는 중이다. 일단 이런 증상이 있으면 신경과 진찰을 받아야 한다.

전신

| 03

걸음이 비틀거려요

증상

술 취한 것도 아닌데 걸음이 비틀거리는 일이 있다. 술에 취해 잠시 걸음이 비틀거리면 별 문제가 없으나 술을 마시지 않았는데도 걸음이 비틀거리는 증상이 오래 지속되면 이것은 문제가 있다. 걸음이 비틀거리다가 낙상을 할 수도 있는 노릇이다.

원인 및 대처

이런 증상은 발에 감각이 없어도 올 수 있고 소뇌의 이상 때문에 몸에 균형이 맞지 않아서도 올 수 있다. 말초신경병에 의해 발에 감각이 없어지면 자기 발이 어디를 디디고 있는지를 모르게 되어 걸음이 비틀거리게 된다.

한편 우리 몸의 균형을 잡는 데 중요한 기능을 하는 소뇌에 이상이 생기면 몸의 균형이 맞지 않아 걸음이 비틀거리게 된다. 말초신경병에 의해 비틀거릴 경우에는 눈을 감으면 더 비틀거리게 되나 눈을 뜨면 증상이 호전된다.

그러나 소뇌의 이상에 의한 경우는 눈을 감으나 뜨나 상관없이 비틀거린다. 걸음이 불편한 것이 말초신경병에 의한 것인지는 근전도 검사로 진단하나 소뇌 이상에 의한 것인지는 CT나 MRI 검사로 진단한다. 일단 오랫동안 걸음이 비틀거려 불편하면 신경전문 의사의 진찰을 받아야 한다.

전신

104

몸이 자꾸 한쪽으로 기울어져요

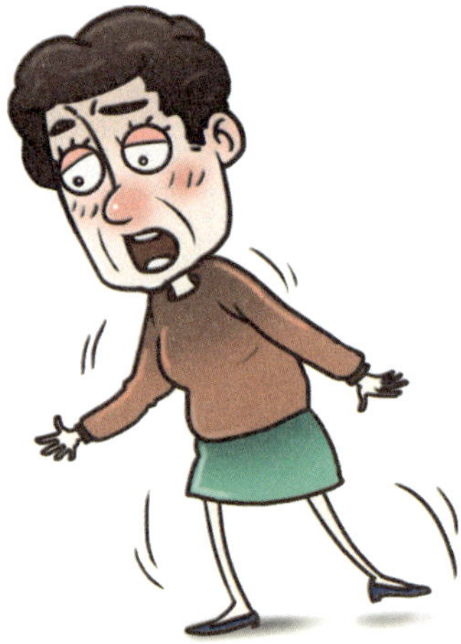

증상

가만히 있어도 몸이 한쪽으로 기우는 경우가 있다. 앉으나 서나 몸이 한쪽으로 기울어진다. 증상이 심하면 기우는 쪽으로 넘어지기도 한다.

원인 및 대처

뇌졸중이 생겼을 때 흔히 본다. 특히 노인에서 몸이 기우는 증상이 갑자기 생기면 뇌졸중의 가능성이 아주 높다. 넘어질 경우 골절 등의 위험성이 매우 높기 때문에 보호자의 도움을 받아야 하고 빨리 신경과 의사의 진찰을 받아야 한다.

전신

05

쪼작걸음을 걸어요

증상

노인이 어깨를 구부정하게 해서 쪼작걸음을 걷는 경우가 있다. 만약 이런 증상과 더불어 얼굴 표정도 없고 말도 어둔하며 손도 떨고 행동도 느리다면 파킨슨병의 가능성이 크다.

원인 및 대처

파킨슨병은 우리 몸을 잘 움직이도록 해주는 도파민이란 물질이 모자라서 생기는 병이다. 중년 이상에서 시작되어 서서히 진행되는 무서운 병으로 완치는 힘든 병이다. 그러나 약물치료를 하면 증상은 어느 정도 호전시킬 수 있다. 현재까지 이 병의 진행을 완전히 막지는 못하나 증상 치료에 어느 정도 도움이 되는 약은 개발되어 널리 쓰이고 있다. 이런 증상이 있으면 신경과 진료를 받으면 된다.

11

기타

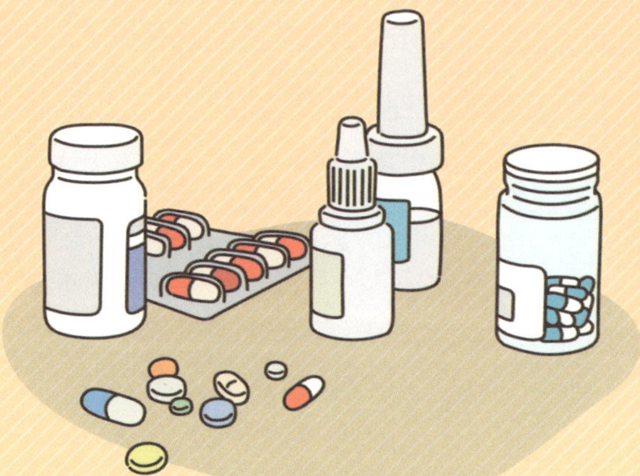

| 01

신경과, 신경외과, 정신과는 어떻게 달라요?

신경과는 신경내과라고도 하며 신경에 병이 생기면 주로 약물로 치료하는 과이다. 신경외과는 신경에 병이 생긴 것을 수술로 치료하는 과이다. 보통 약물로 치료하는 내과와 수술을 하는 외과를 생각하는 것과 같이 신경과와 신경외과를 생각하면 된다.

정신과는 육체가 아닌 우리 마음의 병을 치료하는 과이다. 과거에는 신경정신과나 정신신경과라고 해서 신경과와 정신과가 분리되지 않았으나 요즈음은 신경과와 정신과로 분리되어 환자를 진료한다. 신경외과나 정신과는 이미 생긴지가 오래되어 대학병원, 종합병원 및 개인의원에도 많이 있으나 신경과는 아직도 생긴지가 얼마 되지 않아 대학 병원과 일부 종합병원에만 신경과가 있고 개인의원은 많이 드물다. 요즈음은 정신과를 정신건강의학과라고 한다.

02 |

신경과 진료가 필요한 증상들로는 어떤 것들이 있나요?

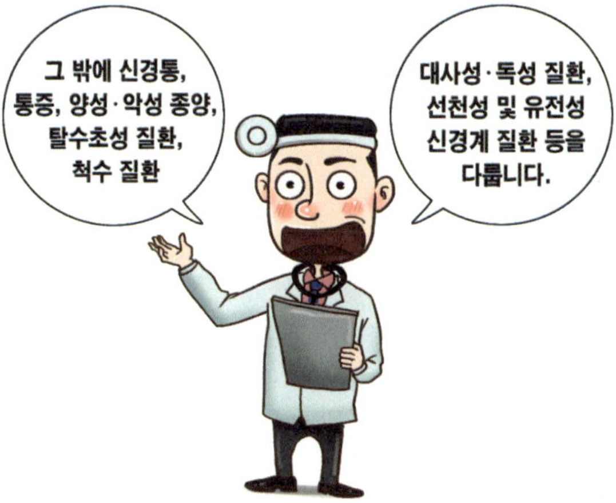
그 밖에 신경통, 통증, 양성·악성 종양, 탈수초성 질환, 척수 질환
대사성·독성 질환, 선천성 및 유전성 신경계 질환 등을 다룹니다.

신경과 진료가 필요한 증상			
· 두통	· 기억장애	· 근육마비	· 손발저림
· 실신	· 감각장애	· 반신마비	· 시력변화
· 근육통	· 보행장애	· 안면마비	· 어지럼증
· 신경통	· 운동장애	· 의식소실	· 눈꺼풀처짐
· 손떨림	· 언어장애	· 경련발작	· 하반신 마비
· 손저림	· 의식장애	· 근육위축	· 물체가 둘로 보임

II

뇌졸중의 예방과 치료

· 현재 뇌졸중은 한국인의 사망 및 불구의 원인 질환 중 가장 중요한 위치를 차지하고 있다.

머리말

최근 의학의 눈부신 발달과 우리 생활의 전반적인 개선으로 한국인의 평균 수명이 급격하게 연장되고 있다. 그러나 나이 든 인구가 늘어나면서 고혈압, 당뇨병, 고지혈증, 비만, 동맥경화증 등 각종 생활 습관병도 증가하게 되었다. 이런 병의 결과인 뇌졸중도 더욱 증가하게 되었다. 현재 뇌졸중은 한국인의 사망 및 장애의 원인 중 가장 중요한 위치를 차지하고 있는 병 가운데 하나이다.

저자가 신경과 의사가 된 다음 수십 년 동안 수많은 뇌졸중 환자를 진료하다보니 이 병만큼 우리 주변에서 흔하게 입에 오르내리는 병도 드물고, 이 병만큼 무서운 병도 드물고, 또한 이 병만큼 일반 사람들이 모르고 있는 병도 드물다는 생각이 들었다. 전 세계적으로 공인된 정확한 진단법과 적절한 치료법이 있음에도 불구하고 적절한 시기에 적절한 치료를 받지 못하는 안타까운 경우를 너무나 많이 보았다.

이 모든 일들이 뇌졸중에 대한 이해가 부족하기 때문이라 생각하여 저자가 오랫동안 뇌졸중 환자를 진료하면서 경험한 지식을 간략하게 정리해 보았다. 이 작은 내용이 뇌졸중으로 고통 받는 환자와 가족뿐만 아니라 건강한 사람들의 건강을 지키는 데 조금이라도 도움이 되길 바란다.

2020년 7월

대구가톨릭대학교 의과대학 신경과 교수
의학박사 이 동 국

01

뇌졸중이란 무엇인가?

원인

뇌졸중은 흔히 중풍이라 불리나 그 외에도 졸중, 풍 및 바람 등으로도 불리는 흔한 병이다. 뇌졸중은 노인에서 가장 무서운 병 가운데 하나이다. 의학적으로는 뇌혈관 질환이라고 한다. 이 병은 어떤 원인에 의해서든지 뇌혈관에 이상이 생긴 결과 혈류가 차단되어 신체부위가 갑자기 제 기능을 상실하게 되는 병이다.

증상

손상된 뇌의 부위와 크기에 따라 가벼운 신경장애부터 사망에 이르기까지 다양한 경과를 보이는 뇌졸중은 노인층에서 흔히 발생되기 때문에 주로 노인들이 이 병에 대해 걱정을 많이 한다. 그러나 실제로는 어린이부터 노인에 이르기까지 모든 연령층에서 발생될 수 있다.

더구나 최근에는 의학의 눈부신 발달로 인해 평균 수명이 증가함에 따라 사회적으로도 그 심각성이 더욱 증가되고 있다. 현재 한국뿐만 아니라 전 세계적으로 사망 및 불구를 일으키는 원인질환 중 가장 중요한 위치를 차지하고 있다. 또한 최근에는 청장년층에서도 흔히 발생하여 심각한 장애를 남기는 경우가 많으므로 더욱 주의를 해야 되는 병이다. 자세한 양상은 이후에 기술되어 있다.

| 02

뇌졸중에는 어떤 종류가 있나?

뇌졸중은 크게 뇌경색과 뇌출혈로 나눌 수 있다.

뇌경색

뇌경색이란 어떤 원인에 의해서든지 뇌혈관이 좁아져서 막히게 되는 것을 말하는 것으로 막힌 부위 이하에서는 피가 통하지 않기 때문에 산소와 영양분이 모자라게 되어 갑자기 여러 가지 신경증상이 생기게 된다.

뇌출혈

뇌출혈이란 뇌동맥이 터져서 피가 주위로 넘쳐흐르는 경우를 말하는 것이다. 넘쳐흐른 피가 굳어져서 핏덩어리를 만들어 주위 뇌조직을 눌러 갑자기 여러 가지 신경증상을 일으킨다.

뇌경색이나 뇌출혈 두 가지 경우 모두 뇌 안에서 이상이 생긴 부위와 크기에 따라 다양한 급성 신경장애를 일으킬 수 있다.

031

뇌경색과 뇌출혈 중 어느 것이 더 위험할까?

두 가지 경우 모두 급성 신경장애를 일으킬 수 있으므로 어느 쪽이 더 위험하다고 일률적으로 말하기 곤란하다. 그러나 뇌 안에서 병이 생긴 부위, 병의 크기, 환자의 연령, 평소에 가지고 있던 병, 적절한 치료의 시작시기 및 적절한 치료를 했는지 등에 따라 그 위험성이 각각 달라진다.

04

뇌경색에는 어떤 종류가 있나?

뇌경색은 임상적 양상에 따라 갑자기 생긴 신경이상이 하루 내에 완전히 호전되는 일과성 허혈발작과 처음부터 심한 신경이상을 보이는 완전 뇌경색으로 나눌 수 있다. 일과성 허혈발작은 뇌경색의 예고편이라고 생각하면 된다. 뇌경색은 혈관이 막힌 부위와 정도에 따라 다양한 증상과 경과를 보인다.

한편 그 원인에 따라서는 혈전증과 색전증으로 나눌 수 있다. 혈전증이란 성인병의 하나인 동맥경화증에 의해 뇌동맥이 부분적으로 막히게 됨에 따라 혈류가 느리게 되고 그 결과 핏덩이가 만들어져서 뇌혈관이 점점 막히게 되어 갑자기 신경이상이 생기게 되는 경우이다. 그러나 색전증이란 신체의 다른 부위에서 만들어진 핏덩이가 혈류를 통해 뇌혈관으로 흘러 들어와 혈관을 막아서 갑자기 신경이상이 나타나게 되는 경우를 말한다. 이러한 색전증은 특히 여러 종류의 심장병에서 잘 생긴다.

뇌혈전증

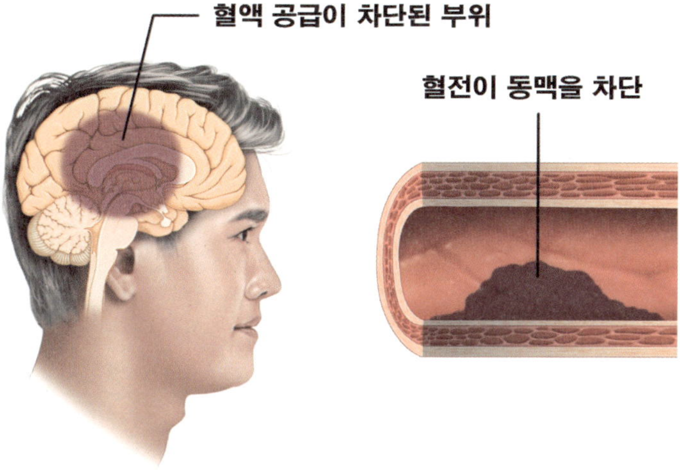

뇌색전증

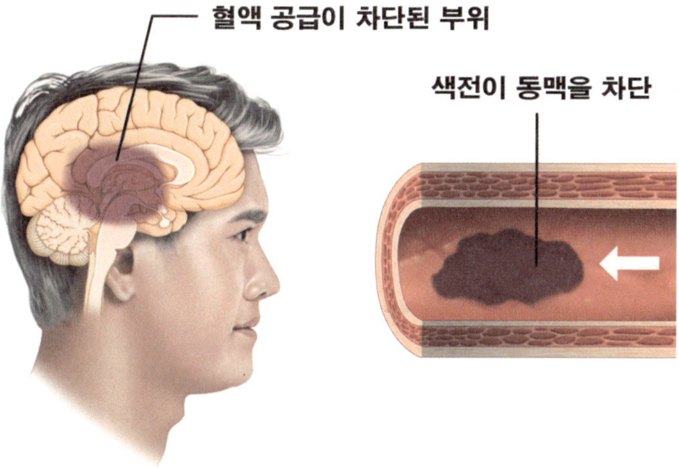

05

뇌경색의 원인은 무엇인가?

현재까지 밝혀진 뇌경색의 원인으로는 고혈압, 당뇨병, 과거의 뇌졸중 병력, 다양한 심장병, 동맥경화증, 흡연, 과음, 에스트로젠이 많이 포함된 피임약의 장기복용, 비만 및 운동부족 등과 같이 조절이 가능한 원인부터 연령이 높은 경우나 가족 중에 뇌졸중이 있었던 경우같이 조절이 불가능한 것까지 다양한 것들이 언급되고 있다.

06

뇌경색의 증상은 어떤가?

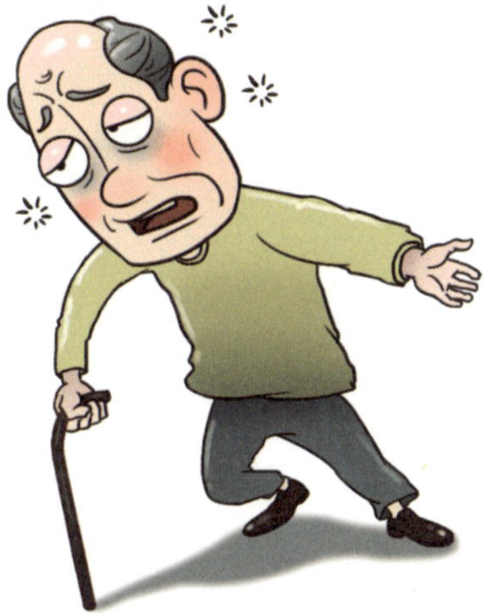

뇌혈관이 막힌 부위와 원인 및 정도에 따라 증상이 각각 다르게 나타나나 대개 노인들이 쉬고 있을 때인 저녁이나 새벽에 잘 생기며 그전에 심한 설사를 했거나 감기, 몸살 등으로 식사를 잘 하지 못했을 때 더 잘 생길 수 있다. 대개 갑자기 한쪽 눈이 침침해지거나 또는 보이지 않게 되거나, 팔다리 또는 안면근육의 힘이 빠지거나 마비되거나, 또는 신체의 반쪽에 감각이 둔해지거나, 갑자기 말이 어둔해지거나, 음식을 삼키기가 힘들어지거나, 의식이 나빠지거나, 또는 갑자기 어지럼증이 생기면서 걸음이 비틀거리는 등의 증상을 보인다.

뇌졸중과 유사한 질병들

• 뇌졸중

한쪽 팔다리 마비, 정신 혼미, 말을 잘 못하는 증상이 갑자기 나타남.

• 뇌종양 또는 뇌농양

뇌졸중 비슷한 증상에 두통이 동반. 서서히 나타남.

• 파킨슨병

손발을 떨고 자세가 굽으며 잘 못걸음. 무표정.

• 수전증

물건을 집으려 할 때 손을 떪. 걷는 것은 정상.

• 치매

잘 움직이지만 판단 · 기억력이 감퇴.
대부분 서서히 진행되나 혈관성 치매의 경우 갑자기 올 수도 있음.

• 안면마비

입이 돌아가고 한쪽 얼굴이 일그러짐. 손발은 정상

뇌졸중의 흔한 증상

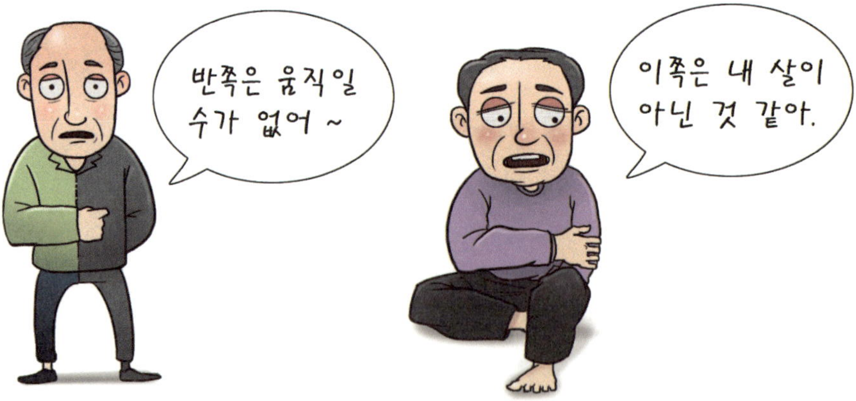
반쪽은 움직일 수가 없어 ~
이쪽은 내 살이 아닌 것 같아.

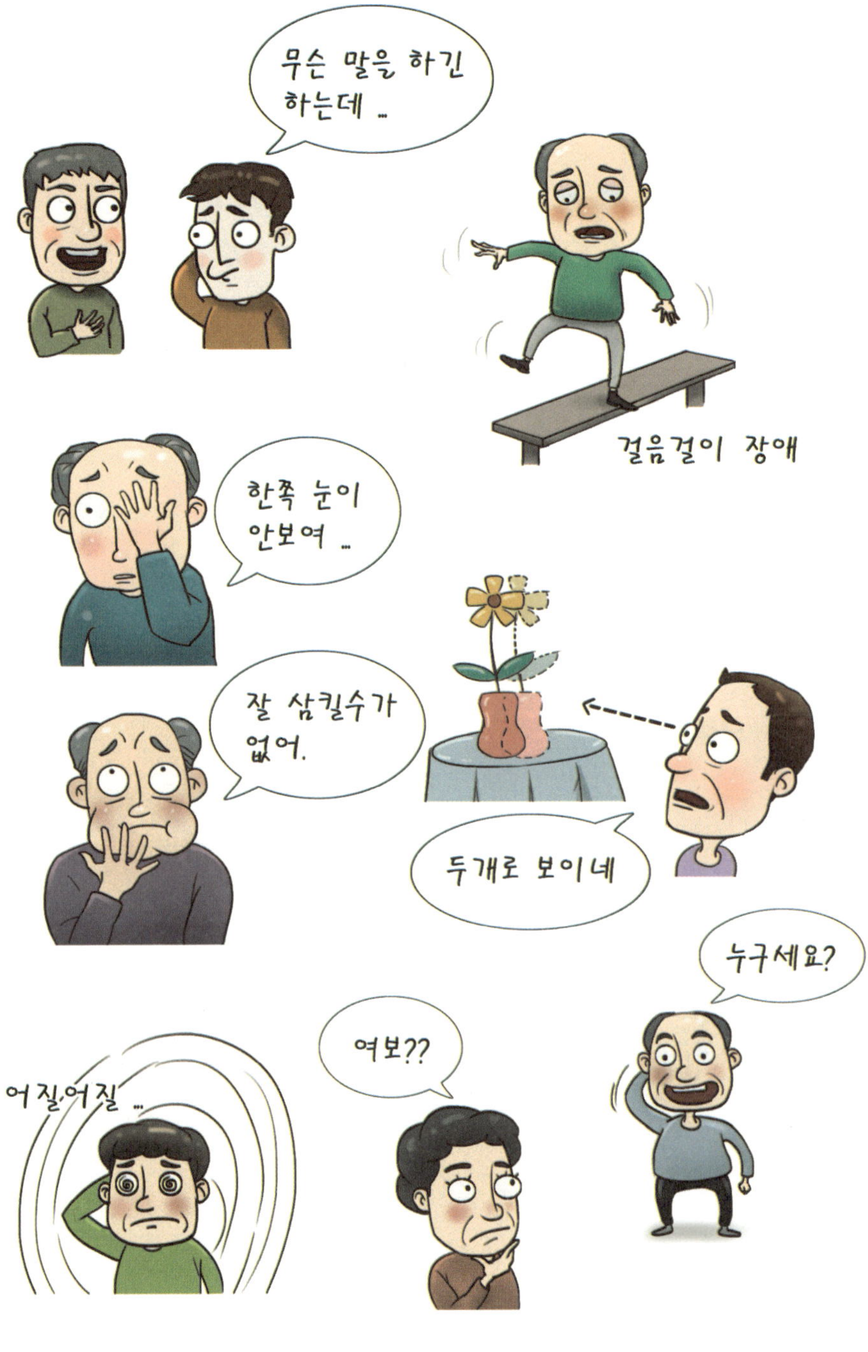
무슨 말을 하긴 하는데 ..
걸음걸이 장애
한쪽 눈이 안보여 ..
잘 삼킬수가 없어.
두개로 보이네
누구세요?
여보??
어질어질 ...

| 07

뇌출혈의 종류에는 어떤 것이 있나?

크게 뇌조직 속에 있는 혈관이 터진 뇌실질내 출혈과 뇌를 둘러싸고 있는 막인 지주막 밑에 출혈이 생긴 지주막하 출혈로 나눌 수 있다.

뇌출혈

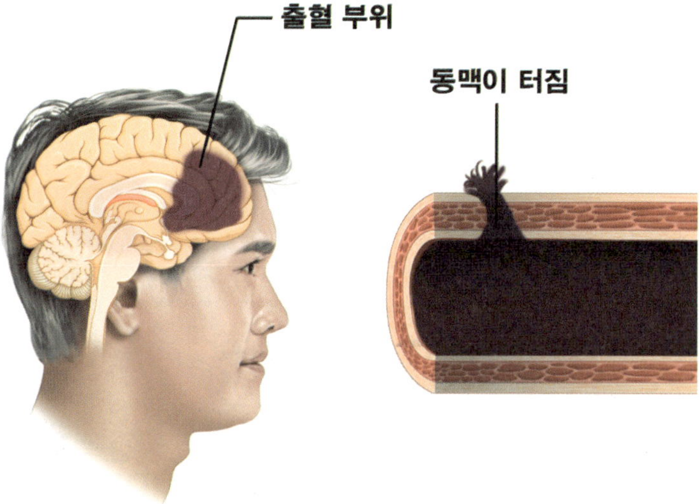

08 |

뇌출혈의 원인은 무엇인가?

뇌실질 내 출혈의 가장 중요한 원인은 고혈압이다. 지주막하 출혈은 선천적으로 뇌혈관이 부풀어 올라 꽈리처럼 된 뇌동맥류가 어떤 원인에 의해 터진 것이다. 그 외에도 외상이나 뇌혈관기형, 항응고제 사용, 혈액병, 뇌암, 간질환 및 혈관염 등에서도 뇌출혈이 생길 수 있다.

09

뇌출혈의 증상은 무엇인가?

뇌출혈이 생긴 부위, 원인 및 정도에 따라 증상이 각각 다르게 나타난다. 대개 뇌경색보다는 뇌출혈이 더 젊은 나이에 잘 생긴다. 활동 중 갑자기 심한 두통을 보이며 목이 뻣뻣해지고 구토를 하거나, 팔다리 또는 안면근육의 힘이 빠지거나 마비가 된다. 또는 신체의 반쪽에 감각이 둔해지거나, 갑자기 말이 어둔해지거나, 의식이 나빠지거나 또는 갑자기 어지럼증을 느끼며 구토를 하거나 걸음이 비틀거리게 되는 등의 증상을 보인다.

10

뇌졸중의 증상은 왜 사람마다 각각 다른가?

우리의 뇌는 각 부분마다 담당하는 기능이 모두 다르다. 그러므로 같은 뇌경색이나 뇌출혈이라고 해도 뇌졸중이 생긴 부위와 병의 정도에 따라 증상이 각각 다르게 나타나고 또한 경과도 다르다. 그리고 뇌졸중 안에서도 뇌경색과 뇌출혈은 증상이 서로 다르다.

뇌졸중의 증상은 사람마다 각각 다르게 나타나므로 일단 평소에 느껴보지 못한 이상한 신경증상이 갑자기 나타나면 일단 신경전문 의사에게 진찰을 받는 것이 가장 안전하다.

11

안면신경이 마비되면 무조건 뇌졸중인가?

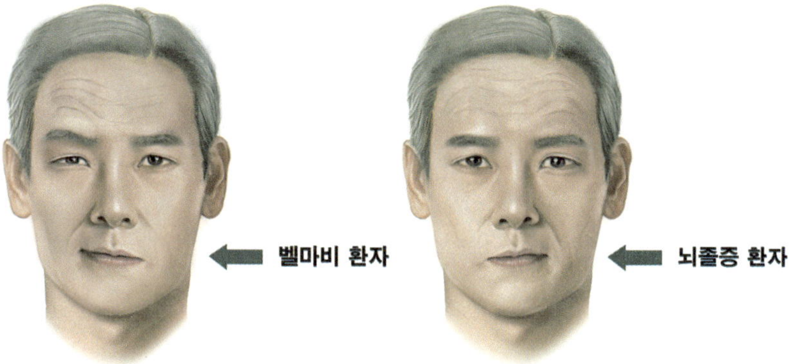

안면신경마비는 우리 주변에서 흔히 볼 수 있는 병이다. 안면이 마비되는 원인은 크게 두 가지로 나눌 수 있다. 뇌졸중 같이 중추신경마비에 의한 경우가 있고 벨마비와 같이 말초신경마비에 의한 경우가 있다.

같은 안면신경마비라도 뇌졸중에 의한 경우에는 대개 이마에 주름이 되지만 벨마비에 의한 경우에는 이마에 주름이 되지 않는다. 물론 이것 외에도 여러 가지 신경진찰을 통하여 중추성인지 말초성인지 감별한다. 그러므로 일단 안면신경마비가 오면 빠른 시간 내에 신경전문 의사의 진찰을 받아 이런 마비가 중추성인지 말초성인지 감별한 후 적절한 치료를 받아야 한다.

12

손발이 저리면 뇌졸중인가?

양손과 발만 저리면 뇌졸중의 가능성은 아주 적다. 왜냐하면 손발저림은 주로 말초신경에 이상이 생겨 오는 증상이기 때문이다. 특히 당뇨병, 신장 병, 및 갑상선 이상이 있는 경우 손발저림이 잘 생긴다.

그러나 이런 병이 없어도 노인들이 손발이 저리다고 하는 경우가 흔하다. 이것은 연세가 들면서 말초신경기능이 약해지기 때문이다. 그러므로 손발이 저리다고 무조건 뇌졸중이라 생각하지 말고 신경전문 의사의 진찰을 받아 적절한 치료를 하는 것이 좋다. 그러나 신체나 팔다리 또는 얼굴 한쪽이 갑자기 저리거나 감각이 이상하면 뇌졸중의 가능성이 아주 높으므로 빨리 신경전문 의사의 진찰을 받아야 한다.

13 |

귀에서 소리가 나면 뇌졸중인가?

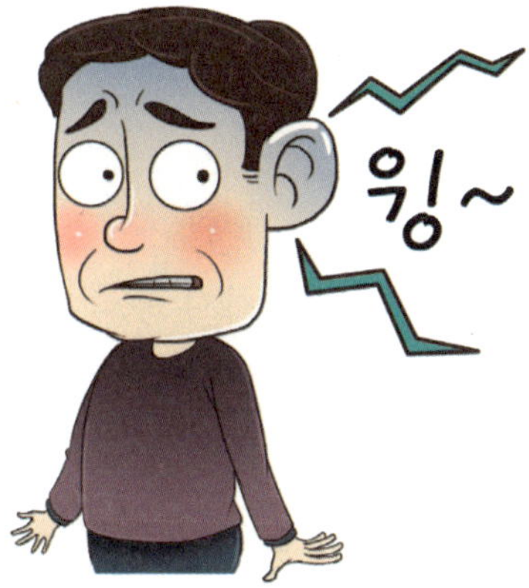

귀에서 소리가 나는 것을 귀울림 또는 이명이라고 하는데, 이런 증상은 뇌졸중에 의한 경우가 드물다. 그러므로 이명이 있으면 일단 신경과나 이비인후과의 진찰을 받아 치료하는 것이 좋다.

특히 귀에서 소리가 나면서 귀가 잘 안 들리거나 걸음걸이가 불편해지거나 한쪽 얼굴감각이 이상해지면 반드시 진찰을 받아야 한다.

14

뇌졸중을 일으키기 쉬운 위험요소에는 어떤 것이 있나?

뇌졸중의 위험요소란 뇌졸중의 원인과 같은 의미로서, 뇌졸중을 일으키기 쉬운 여러 위험요소들을 잘 파악하여 대처하면 뇌졸중의 위험을 크게 줄일 수 있다. 현재까지 밝혀진 위험요소들로는 이미 뇌경색과 뇌출혈에서 각각 언급한 것처럼 고혈압, 당뇨병, 고지혈증, 각종 심장병, 흡연, 비만, 과음, 운동부족, 에스트로겐이 많이 포함된 피임약의 장기복용, 과거에 뇌졸중이 있었던 경우 및 가까운 가족에서 뇌졸중이 있었던 경우, 뇌혈관기형, 혈액이나 간에 이상이 있는 경우, 혈액응고에 영향을 주는 약제의 복용 등이 있다.

15

진료 시 의사에게 제일 먼저 알려주어야 할 사항은?

모든 병의 진단에 있어서 가장 중요한 것은 문진이다. 어떻게 해서 병이 일어났는가를 알아보는 문진을 통해 대부분의 병이 진단된다. 그 다음에 하는 검사는 이것을 확인하는 과정이라고 할 수 있다.

그러므로 환자 본인이나 가족이나 다른 보호자들은 너무 당황해 하지 말고 우선 제일 불편한 사항에 대해 의사에게 말한다. 그다음 이 불편한 상태가 언제, 어디서, 어떻게 발생했는가? 의식장애, 언어장애, 음식 삼키는 기능장애, 안면 및 사지의 운동마비, 감각장애가 있었는가? 두통, 구토, 메스꺼움, 어지럼증 등이 있었는가? 걸음걸이가 비틀거리며 불편했는가? 평소 고혈압, 당뇨병, 심장병, 암 등이 있었는가? 과거에도 이런 증상이 있었는가? 그리고 평소 장기 복용하고 있던 약제가 있었는가? 등에 관해 의사에게 알려주면 된다. 만약 평소에 환자의 건강을 잘 알고 있는 의사가 있으면 자문을 구하여 처리하면 될 것이다.

16

가정에서 할 수 있는 뇌졸중 환자의 응급조치로는 어떤 것이 있나?

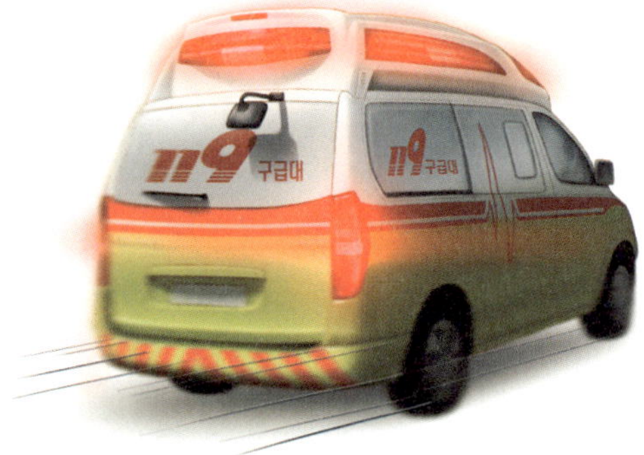

뇌졸중이 의심되는 환자에서 가장 중요한 것은 의식상태의 확인이다. 의식이 나쁠수록 더 심한 상태를 나타내며, 이때는 더 빠른 조치를 필요로 하기 때문이다. 말을 해봐서 이치에 맞게 잘 대답하면 의식이 또렷한 것이고, 불러도 겨우 대답은 하나 곧 잠이 드는 것 같은 상태이면 중등도의 상태이고, 부르고 몸을 꼬집어도 전혀 반응이 없으면 혼수상태로 제일 심한 상태라고 하겠다. 의식이 심하게 나쁜 상태일 때 의식을 확인하기 위해 일부러 머리를 흔들어서는 안 된다. 왜냐하면 뇌출혈인 경우 머리를 심하게 흔들면 출혈이 더욱 심해질 수도 있기 때문이다.

일단 의식상태가 파악된 후 안전하게 눕힐 수 있는 조용한 방으로 환자의 몸을 반듯이 한 상태로 운반한다. 의식상태가 나쁘고 호흡곤란이 있으면 수건을 접어서 어깨 밑에 대고 머리를 낮추고 목을 젖혀서 편하게 호흡할 수 있게 해준다. 또 뇌졸중 때 구토를 하면 토한 것이 기도를 막아 질식할 수도 있으므로 구토를 대비해 얼굴을 옆으로 돌려주고, 틀니가 목에 걸리는 수도 있으므로 벗길 수 있는 틀니는 빼둔다.

한편 뇌졸중과 동반되어 경련이 생기면 혀를 깨무는 경우도 있으므로 부드러운 천이나 젖은 손수건을 호흡에 지장이 없도록 해서 입에 물고 있게 한다. 그러나 입을 벌리지 않을 때 무리하게 벌릴 필요는 없다. 또 대소변을 가리지 못할 때를 대비해서 허리 밑에 비닐 같은 것을 깔아 두고 방에는 직사광선이 들지 않도록 창문에 커튼을 쳐둔다.

그 후 빠른 시간 내에 환자를 병원으로 옮긴다. 왜냐하면 치료가 늦어지면 생명이 위험해지거나 신경장애의 후유증이 커지는 수가 많기 때문이다. 뇌졸중에는 내과적으로 약물치료만 하는 경우도 있으나 뇌수술이 필요한 경우도 있으므로 개인의원보다는 신경전문 의사가 있는 종합병원으로 가는 것이 우선 안심이 된다. 또 평소에 환자의 건강에 대해 잘 알고 있는 의사에게 자문을 구하는 것도 좋다. 승용차나 택시를 이용하거나, 119구급대에 전화를 해서 구급차를 요청하는 것도 안전한 방법이 된다. 종합병원의 응급실은 24시간 운영되므로 언제라도 진료를 받을 수 있다.

17

뇌졸중은 어떻게 진단하나?

뇌졸중의 진단에 있어 가장 중요한 것은 우선 이 뇌졸중이 뇌경색인지 뇌출혈인지를 감별하는 것이다. 왜냐하면 두 가지 병에 있어서 치료가 많이 다르기 때문이다. 환자가 병원에 도착하게 되면 신경전문 의사의 문진으로 대부분 진단이 되나 확실한 진단과 치료를 위해서 여러 가지 검사를 하게 된다.

뇌졸중의 진단에 있어서 가장 중요한 것은 소위 CT 또는 컴퓨터 단층촬영이라고 하는 전산화 단층촬영과 MRI라고 하는 자기공명영상검사이다. 이 두 가지 검사는 모두 전혀 통증이 없고 안전한 검사로서 뇌의 구석구석까지 진단할 수 있는데 특히 자기공명영상 검사가 제일 세밀한 검사이다.

그 외에도 뇌혈관촬영 검사로서는 뇌혈관이 꽈리처럼 부풀어 있는 뇌동맥류나 뇌혈관기형을 진단할 수 있으며, 양전자 방출 단층촬영(PET) 검사나 단광전자 방출 단층촬영(SPECT) 검사로는 뇌의 각 부분의 기능을 평가할 수 있고, 두개골을 통과하는 도플러검사로는 뇌 안의 혈류장애를 진단할 수 있다.

또한 경동맥 초음파검사로 목에 있는 동맥이 좁아진 정도를 평가하여 뇌순환이 잘 되는지를 알 수 있다. 뇌졸중을 진단하는 여러 가지 검사 외에도 기본적인 혈액 검사와 심전도, 흉부 X-선 검사 및 심장초음파검사 등을 통해 뇌졸중의 원인이 무엇인지 찾아서 치료에 도움을 준다.

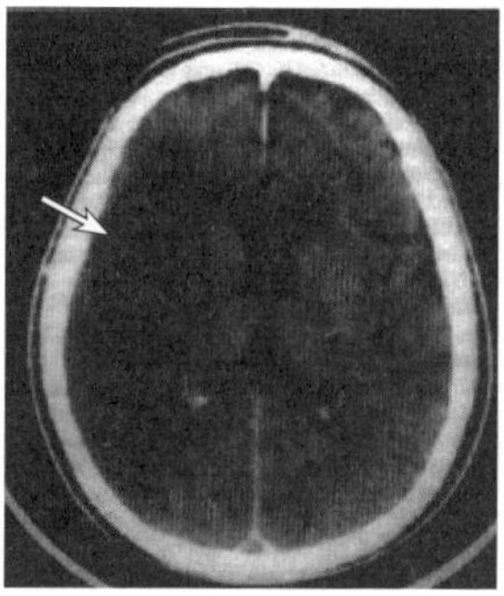
뇌경색(CT)

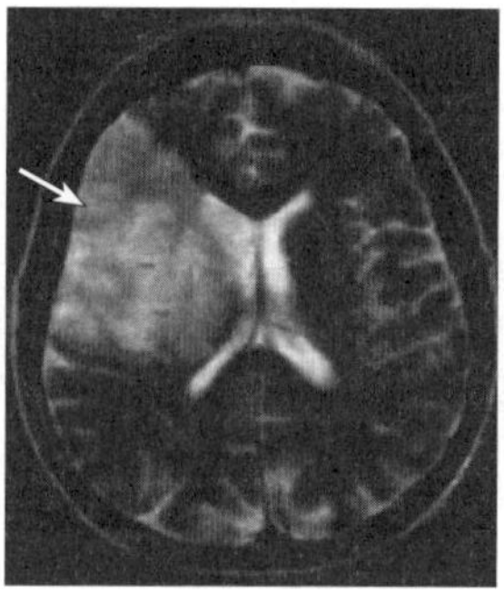
뇌경색(MRI)

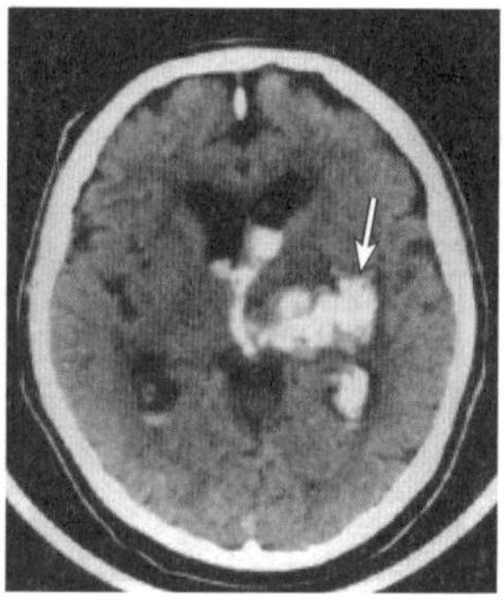
뇌출혈(CT)

18

뇌졸중은 어떻게 치료하나?

뇌졸중은 크게 뇌혈관이 막힌 뇌경색과 뇌혈관이 터진 뇌출혈로 나눌 수 있다. 뇌경색에서는 피가 잘 통하도록 해야 되고, 뇌출혈에서는 더 이상의 출혈이 생기지 않도록 하는 것이 치료의 원칙이라 하겠다. 뇌졸중의 치료는 크게 약물을 쓰는 내과적인 치료와 수술을 하는 외과적인 치료로 구분될 수 있다. 대부분의 뇌졸중 치료는 내과적인 치료가 우선이 되나 외과적인 치료가 필요한 경우도 많이 있다.

일단 뇌졸중이 발생하고 첫 1~2주일을 급성기라고 하는데, 이 시기는 환자의 상태가 위험해 질 수도 있는 시기이다. 그렇기 때문에 이 시기를 잘 넘겨야만 회복이 되고 또 후유증은 적게 된다. 우선 급성기의 내과치료로는 영양 공급, 호흡관리, 대소변관리 같이 몸 전체 상태를 잘 보존하는 전신관리와 뇌압강하제, 혈전용해제, 항응고제, 항혈소판제, 뇌기능개선제 등을 쓰면서 항궤양제, 항고혈압제나 신경안정제 등을 필요에 따라 쓰는 약물요법이 있다. 특히 뇌경색에서는 병이 생기고 나서 병원에 빨리 오면 올수록 막힌 혈관은 재개통시킬 수 있는 다양한 치료법을 쓸 수 있어 많은 환자들에게 도움을 줄 수 있다.

이와 같이 뇌졸중의 치료는 내과적인 치료가 원칙이지만 뇌부종이 심할 때, 심한 뇌출혈이 생겨 정상인 뇌를 눌러서 신경장애를 일으킬 때 또는 뇌동맥류로 인한 출혈 등에서는 외과 치료가 필요하다. 그렇기 때문에 뇌졸중 환자가 병원에 오게 되면 모든 치료는 신경과, 신경외과 의사 및 내과 의사들이 서로 협의해서 환자에게 가장 도움이 되는 방향으로 치료하려고 노력하고 있다.

19

뇌경색 치료 시 사용하는 혈전용해제란 무엇인가?

뇌경색이란 뇌혈관이 좁아지거나 막히기 때문에 신경이상이 생기는 것이므로 어떤 방법을 쓰던지 막힌 혈관을 뚫어 주면 효과가 있을 것이다. 갑자기 뇌졸중이 발생한 후 두세 시간 내에 병원에 오게 되어 여러 가지 검사 결과 뇌경색으로 진단이 된 후 환자의 여러 조건이 적당하다고 판단이 되면 핏덩이를 녹일 수 있는 특수한 주사약인 혈전용해제를 써서 뇌혈관를 뚫을 수 있다.

경우에 따라서 뇌출혈의 위험성이 있지만 이 치료를 적절히 하면 언어장애나 사지마비의 호전에 큰 도움이 될 수 있다. 어느 치료나 마찬가지겠지만 가장 중요한 점은 뇌졸중이 발생하고 빨리 병원에 오는 일이다. 왜냐하면 이 치료는 발병 후 수시간 내에 시행해야 가장 효과가 있기 때문이다.

20

한번 뇌졸중이 온 경우 앞으로 가장 무서운 것은 무엇인가?

뇌졸중에서 가장 무서운 것은 뇌졸중이 다시 재발하는 것과 한번 생긴 신경증상이 더 심해지는 것이다. 일단 뇌졸중이 발병한 사람은 다음에 재발할 가능성이 많다. 한번 병이 온 것도 억울한데 재발까지 하면 증상이 더 심해져서 아주 심각해진다. 그러므로 재발을 예방하는 약을 평소에 꾸준히 복용해야 한다. 물론 예방약을 복용한다고 해서 재발을 완전히 막을 수는 없지만 평소 예방약을 복용하면서 건강에 주의한다면 재발의 가능성은 많이 줄어들 것이다. 또한 평소에 주의를 하고 있으면 만약 뇌졸중이 재발한다고 하더라도 증상이 약하게 올 가능성이 많다.

한편 재발뿐만 아니라 급성기에 생긴 뇌졸중의 증상이 수일간에 걸쳐 진행되는 것도 무서운 일이다. 특히 뇌졸중이 발병하고 나서 급성기인 1~2주일 내에는 재발이나 진행이 잘 일어나므로 이 시기를 잘 넘겨야 한다. 그러므로 뇌졸중이 한번 있었던 사람은 평소에 예방에 신경써야 한다.

21

뇌졸중 예방약은 언제까지 복용해야 하는가?

한번 뇌졸중이 있었던 사람에게 가장 무서운 것은 재발이므로 평소에 적절한 예방약을 계속 복용하는 것이 안전하다. 물론 예방약 외에도 고혈압, 당뇨병이나 심장병같이 뇌졸중의 위험을 높이는 병이 있다면 이것도 같이 치료하고 조절해야 한다. 병은 가볍게 왔을 때 다스려야 하는 것이 원칙이다. 그러므로 일단 뇌졸중이 생긴 경우에는 평소에 예방약을 계속 복용하면서 건강에 신경을 쓰는 것이 가장 안전한 방법이다.

22

뇌졸중의 치료 시 한약을 같이 쓰면 어떻게 되는가?

같은 병을 두고도 서양의학과 한의학은 서로가 병을 보는 관점이 많이 다르다. 그러므로 같은 병에 대해 서로가 어떤 작용을 일으킬지 모르는 두 가지 약을 같이 쓰는 것은 위험할 수도 있다. 특히 뇌졸중의 급성기에 두 가지 약을 같이 쓰면 어떤 일이 벌어질지 아무도 모른다.

뇌졸중은 우리나라에만 있는 병이 아니라 전세계적으로 발생하는 흔한 병이므로 전세계적으로 가장 공인된 치료나 선진국에서 이미 그 효과가 널리 검증된 치료를 받는 것이 가장 안전하고 효과적일 것이다.

23

뇌경색 치료 시 시행하는 경동맥 내막절제술이란 무엇인가?

뇌경색의 원인 중 목에 있는 큰 동맥인 경동맥에 동맥경화증이 생겨 혈관이 좁아져서 뇌로 피가 적게 흐르게 되거나 또는 거기에서 생긴 핏덩이가 뇌 속으로 들어가서 뇌경색을 일으키는 경우가 있다. 이런 경우 그대로 방치해 두면 계속 진행되어 뇌경색을 일으키기 쉽다. 서구에서는 이런 경우가 많았으나 우리나라에서도 최근 식생활습관이 서구와 가까워져서 그런지 경동맥에 이상이 생기는 경우가 요즈음 많이 늘어났다.

경동맥의 이상 여부는 초음파 검사로서 쉽게 진단이 되며 심하게 좁아진 경우에도 경동맥 속의 기름찌꺼기와 핏덩이를 수술로 제거시키기도 한다. 이 수술은 숙련된 외과 의사가 시술하면 큰 위험성은 적은 수술로서 현재 여러 병원에서 실시하고 있는 중이다.

24

뇌졸중 환자의 재활치료는 어떻게 하나?

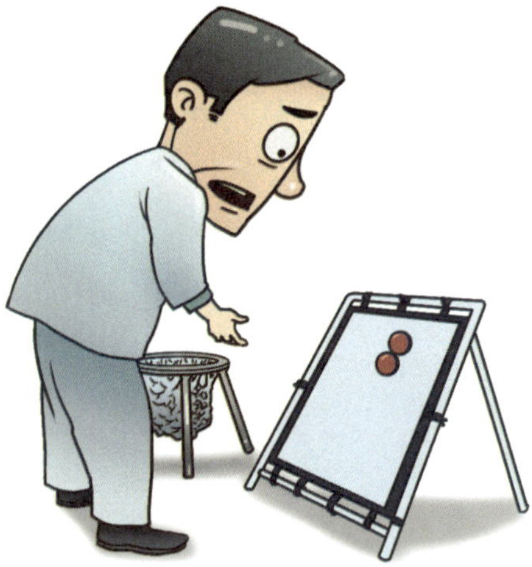

뇌졸중의 종류와 위치 및 환자의 상태, 수술여부 등에 따라 각각 다르겠지만 대부분 뇌졸중이 발생하여 입원한 초기부터 재활요법이 시작된다.

재활치료란 몸이 불편한 사람이 신체적, 정신적, 사회적 및 경제적으로 쓸모 있도록 최대한으로 심신을 회복시켜서 사회로 복귀시키려는 모든 과정을 말한다. 이러한 재활을 위해서 재활의학전문의, 신경과 및 신경외과 전문의, 물리치료사, 작업요법사, 언어치료사, 의료보조기 전문가, 사회사업사 및 간호사가 환자 및 보호자와 혼연일체가 되어 함께 일을 하게 된다. 그러나 무엇보다도 가장 중요한 것은 환자 자신의 의지력과 주위 가족들의 따뜻한 애정이라고 생각된다. 특히 뇌졸중은 갑자기 발병해서 언어와 사지를 마비시키는 경우가 많기 때문에 뇌졸중의 초기에는 거의 모든 환자들이 자신의 불행을 한탄하고 괴로워하게 되고 우울하게 되어 심지어는 자살충동을 느끼게 되기도 한다.

그러나 시간이 차차 지나면서부터 대부분의 사람들이 현실을 받아들이고 괴로워하면서도 회복을 향해 조심스럽게 노력하게 된다. 환자의 주변에 있는 사람들도 이런 심리를 잘 이해해서 따뜻한 애정으로 용기를 북돋아줘야 하는 것이 재활치료의 기본이라 할 수 있다.

25 |

뇌졸중 환자의 퇴원 후 관리는 어떻게 하나?

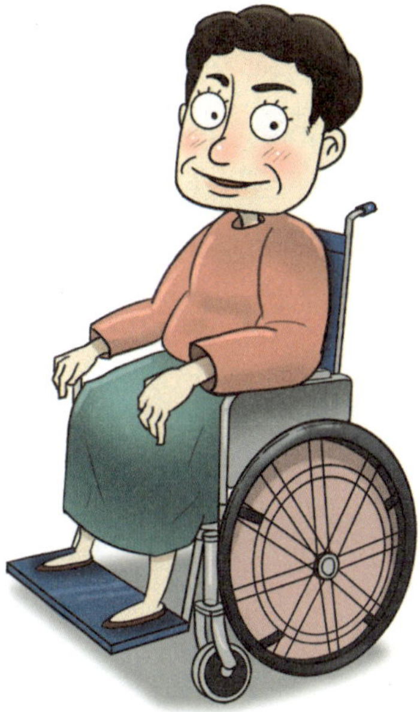

뇌졸중의 종류, 위치, 수술여부 및 환자의 전신상태에 따라 다르겠지만 대개 2~4주 동안의 입원치료 후 퇴원해서 집에서 가족의 보살핌을 받게 된다.

의식이 명료하고 보행이 가능한 환자는 지속적인 약물치료와 재활치료를 받을 수 있으나 문제는 의식이 나쁘고 보행이 불가능해서 장기간 누워지내야 되는 환자들이다. 이런 환자들은 보호자에게 의존해서 생명을 유지해야 하는데, 치료약물은 보호자가 환자 대신에 병원에 가서 처방받아 올 수 있으나 재활치료는 여러 가지 형편상 받기 어렵게 되는 수가 많다.

누워서 지내야 되는 환자들에게 가장 중요한 문제점은 욕창관리, 대소변 관리, 영양관리 및 폐렴관리 등이다. 이 중 어느 것 하나도 소홀히 할 수 없으며 이 관리가 안되면 환자의 상태는 갈수록 나빠질 수 있으니 수시로 신경전문 의료진과 상의해서 처리해야 될 것이다.

최근에는 각 병원마다 가정간호제도가 운영되고 있으므로 거동이 불편한 환자는 이런 제도를 이용하면 환자관리에 도움이 될 것이다.

뇌졸중의 발생을 줄일 수 있는 방법은 무엇인가?

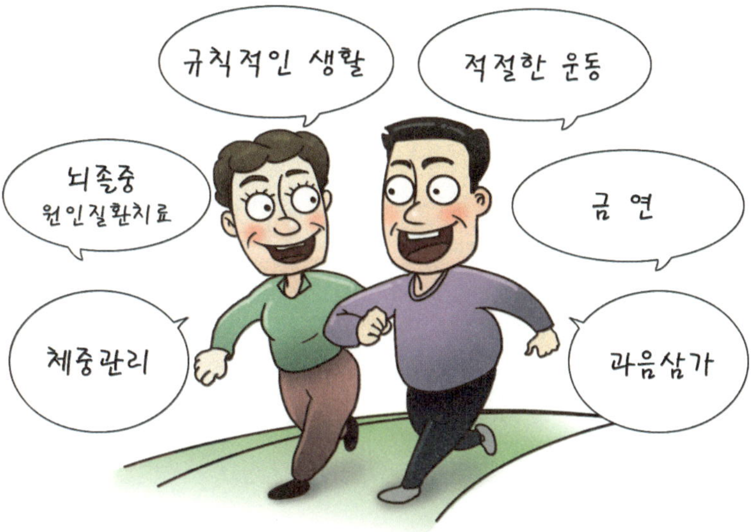
규칙적인 생활
적절한 운동
뇌졸중 원인질환치료
금 연
체중관리
과음삼가

뇌졸중 치료에서 가장 중요한 것은 예방이다. 그러므로 뇌졸중을 일으키는 원인이 되기 쉬운 여러 위험요소들을 잘 파악하여 예방적으로 대처함으로써 뇌졸중의 발생위험을 크게 줄일 수 있다.

고혈압, 당뇨병, 고지혈증, 심장병 등을 치료하면서 담배를 끊고 과음을 삼가하고 짠 음식을 적게 먹으며 비만한 경우 체중을 줄이고 규칙적인 운동을 하며 과도한 스트레스를 피하고 지방이 많은 기름진 음식을 적게 먹도록 노력하면 뇌졸중의 위험은 많이 줄어든다. 물론 뇌졸중의 종류에 따라 의사가 처방한 적절한 예방 약을 꾸준히 복용하는 것도 잊지 말아야 한다.

27

뇌졸중 환자의 욕창은 어떻게 예방하나?

뇌졸중 후 장기간 누워서 지내야만 되는 경우 가장 큰 문제점 중의 하나가 욕창이 생기지 않게 하는 일이다. 특히 사지가 마비되었거나 비만한 사람 또는 계절적으로 무더운 여름이 되면 욕창이 생기기 쉽다.

욕창 예방법으로 가장 중요한 것은 환자의 자세를 자주 바꾸어 주는 것이다. 2~3시간마다 몸을 뒤척이게 하여 자세를 바꾸게 해야 하는데 이때 마비된 쪽의 팔다리가 몸의 밑으로 가서 눌려 있지 않도록 하는 것이 중요하다. 또 환자의 몸을 청결하게 하고, 몸을 닦은 뒤에는 누워 있을 때 압박되기 쉬운 부분을 마사지해서 혈액순환이 잘 되도록 해주고, 이불이나 잠옷도 자주 일광소독해 줄 것이며, 공기가 든 매트를 이용하는 것도 한 방법이 된다. 또한 욕창이 생기기 쉬운 곳에 수건이나 천을 말아서 대주어 직접 압박이 되는 것을 줄이게 하는 방법도 도움이 될 것이다. 결국 거동이 불편한 환자에서 욕창을 예방하기 위해서는 간병하는 사람의 정성이 절대적으로 필요하다.

| 28

뇌졸중은 유전이 되나?

뇌졸중 가운데 일부는 유전이 되며 어떤 가계에서는 특히 뇌졸중이 잘 생기는 경우가 있다. 같은 가계에서 뇌졸중이 잘 생기는 이유는 고혈압이나 당뇨병, 비만 같은 다른 위험요소들이 더 잘 생기기 때문이다. 특히 부모가 뇌졸중으로 고생한 경우에는 자식에서 뇌졸중의 빈도가 더 증가한다.

29

뇌졸중 환자의 식사는 어떻게 하나?

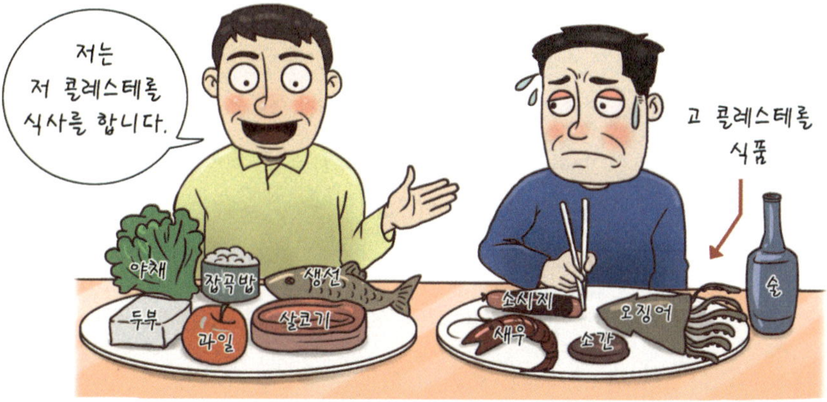

뇌졸중 환자의 많은 수에서 고혈압이나 당뇨병이 동반되므로 되도록 짠 음식을 피하고 당뇨병이 있으면 의사와 상의해서 환자의 키와 체중에 맞게 당뇨식사를 하는 것이 우선이다. 또 핏속의 콜레스테롤 및 중성지방의 증가는 동맥경화증을 증가시킨다. 이는 뇌졸중을 일으키기 쉬운 원인 가운데 하나이므로 콜레스테롤이나 중성지방이 많이 포함된 기름진 음식은 되도록 적게 먹는 것이 좋다.

콜레스테롤이 많이 포함된 음식에는 소간, 내장류, 생선알, 새우, 전복, 오징어, 계란노른자 등이 있다. 또한 과음도 뇌졸중의 위험요소이므로 음주도 양과 횟수를 줄이거나 금주하는 것이 도움이 될 것이다.

의식이 있고 삼키는 데 지장이 없는 환자는 문제되지 않으나, 의식은 있으나 삼키는 데 지장이 있는 사람은 식사할 때 조심해야 한다. 이때는 미음처럼 묽은 식사보다는 약간 빡빡한 죽 같은 식사가 삼키기에 더 쉽다.

의식이 나쁘면서 삼키는 것이 전혀 안되는 경우에는 콧속에 가는 튜브를 끼워서 바로 위장으로 식사를 공급하게 된다. 이때는 그냥 누운 상태에서 식사를 줄 것이 아니라 침대를 비스듬히 세우거나 환자의 등 뒤에 베게나 이불을 대서 상체를 비스듬히 한 상태에서 식사를 공급하고 식사 후에도 20~30분 정도 비스듬히 앉은 상태로 두고나서 어느 정도 음식물이 위장으로 내려갔다고 생각된 후 눕히는 것이 좋다. 의식이 없는 환자에서는 식사 후 바로 누운 상태로 두면 음식물이 식도나 위장에서 거꾸로 올라와서 흡인성 폐렴을 일으키기 쉬우므로 특히 식사 전후 환자의 자세에 신경써야 한다.

최근에는 삼키는 기능이 전혀 없으면서 장기간 치료를 받아야 하는 경우에는 계속 코에 튜브를 끼워두기가 힘들므로 내시경을 이용한 간단한 수술로 배에 작은 튜브를 끼워 식사를 공급하기도 한다. 이런 방법을 써서 치료 중이라도 삼키는 기능이 호전되면 배에 설치한 튜브는 쉽게 제거시킬 수 있으므로 장기 환자의 치료에 큰 도움을 줄 수 있다. 특히 거동이 불편하고 코에 튜브를 끼워둔 환자는 가정간호제도를 이용하여 한번씩 점검 받는 것이 좋다.

30 |

뇌졸중과 치매는 어떤 관계가 있는가?

치매는 노인이 두려워하는 병 가운데 하나이다. 치매란 성인에 있어서 어떤 원인에 의해서든지 뇌기능이 서서히 감소되어 바보가 되어가는 무서운 병을 말하는 것으로써 우리나라에선 보통 노망이라고 한다. 현재까지 알츠하이머병과 뇌졸중이 치매의 가장 흔한 원인으로 밝혀져 있다.

뇌졸중을 적절히 치료하지 않으면 재발되는 수가 많고 또 자꾸 재발되면 뇌조직이 더욱 상하게 되어 치매가 생길 수 있다. 그렇기 때문에 뇌졸중이 있었던 사람이나 뇌졸중의 위험성이 높은 사람에서는 그 위험요소를 최대한 줄이려고 노력해야 한다. 치매의 많은 원인 중 뇌졸중에 의한 치매는 그래도 어느 정도 예방과 치료가 가능하다는 것을 환자뿐만 아니라 정상인들도 염두에 두었으면 한다.

| 31

뇌졸중의 예후는 어떤가?

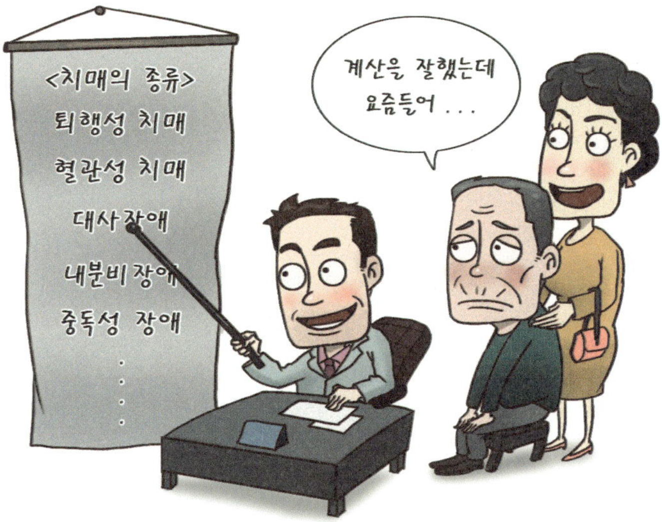
<치매의 종류>
퇴행성 치매
혈관성 치매
대사장애
내분비장애
중독성 장애
계산을 잘했는데 요즘들어 . . .

뇌졸중에 걸리게 되면 환자나 보호자에게 가장 궁금하고 절실한 문제는 앞으로 나을 것이냐? 아니면 호전이 어려울 것이냐? 하는 의문일 것이다.

그러나 환자의 예후를 한마디로 말하기는 어렵다. 왜냐하면 환자의 연령, 성별, 뇌졸중의 종류, 부위, 병변의 크기, 치료시작시기, 적절한 치료의 유무, 동반된 다른 병의 유무, 수술

유무 등 여러 가지 요인들이 환자의 예후에 영향을 미치기 때문이다.

더구나 뇌졸중은 위험요소에 대해 적절히 대처하지 않으면 경과관찰 중 재발하기도 하고 또 뇌졸중의 일부는 점점 진행되기도 한다. 물론 상식적으로도 연령이 높을수록, 뇌졸중이 생긴 부위가 클수록, 뇌 안에서도 특히 중요한 부분의 손상일수록, 적절한 치료가 늦을수록, 그리고 동반된 병이 많을수록 예후가 나쁠 것이라고 짐작할 수 있을 것이다.

또 의식이 있는 환자의 경우에는 환자 본인이 치료에 대해 적극적이냐 아니면 소극적이냐에 따라서도 큰 차이가 날 것이다. 그렇기 때문에 신경전문 의사들은 철저한 환자의 병력과 진찰소견, 그리고 여러 가지 검사를 통해서 되도록 정확하게 예후를 판정하려고 노력하고 있다.

대부분의 경우 뇌졸중이 발생 후 몇 주일 동안은 사지마비가 계속되나 그 후 시간이 지나면서 서서히 호전되는 수가 많고 언어장애나 감각장애도 비슷한 경과를 보인다. 물론 이시기에 적절한 재활치료가 되었느냐에 따라서도 예후가 크게 차이가 난다.

맺음말

뇌졸중은 노인뿐 아니라 누구에게나 생길 수 있는 무서운 병 가운데 하나로 일상에서도 그리 어렵지 않게 뇌졸중 환자를 볼 수 있다. 일반인들은 뇌졸중이란 병 자체에 막연한 두려움을 갖고 있으며, 뇌졸중에 걸리지 않고 건강하게 사는 방법 또한 잘 모르고 있다.

앞서 적어둔 모든 내용을 요약하자면 일단 이 병에 대한 지식을 가지고 사는 것이 여러 가지로 도움이 될 것이라는 점이며, 뇌졸중에 있어서 가장 중요한 치료는 예방이라는 것을 모두 느꼈으면 하는 것이다. 활기찬 생활을 하던 사람이 순식간에 허물어질 수 있는 이 병에 대해 일반인들도 더 잘 이해해서 예방에 만전을 기했으면 한다. 또한 병이 생기고 나면 너무 당황해서 우왕좌왕하지 말고 전문가와 상의하여 앞서 말한 대로 처리하면 환자의 치료에 가장 도움이 될 것으로 생각한다.

다른 병에 있어서도 마찬가지겠지만 특히 뇌졸중에서는 치료 시작시기가 아주 중요하다. 왜냐하면 이 시기를 놓치면 다시는 이 시기에만 가능한 특수한 치료를 할 수 없게 되기 때문이다. 하나의 병에 수십 가지의 처방이 존재한다는 말처럼 전문가가 아닌 이 사람 저 사람의 말에 이끌리어 치료시기를 놓치지 말고 병이 생기고 나면 신경전문 의사와 상의해서 슬기롭게 대처하는 것이 가장 바람직한 일이다.

저자약력

경북고등학교 졸업
경북대학교 의과대학 졸업
계명대학교 동산의료원 신경과 수련-전문의 자격 취득
계명학교 대학원 의학박사 학위 취득
계명대학교 의과대학 교수
대구가톨릭대학교병원 신경과장
대구가톨릭대학교 의과대학 신경과 주임교수, 부학장
미국 Alabama 대학 신경과 연수
대구가톨릭대학교병원 병원장 역임

대한신경과학회장 역임
대한임상신경생리학회장 역임

현재
대한통증-자율신경학회 회장
대한근전도-전기진단학회 임원
대한신경근육질환학회 임원
대한통증연구학회 임원

자격
신경과 전문의
대한노인병학회 인정의
대한임상노인의학회 인정의
대한근전도-전기진단학회 인정의
대한중환자의학회 인정의
대한임상신경생리학회 근전도-유발전위 인정의

업적
국내외 전문학술지에 270편의 논문 발표
신경학 교과서 공저

신경병과 뇌졸중의 예방과 치료

부위별로 꺼내읽는 신경병

초판 1쇄 : 2020년 7월 24일

저　자 : 이동국
펴낸이 : 유성권
편집장 : 이재선
기　획 : 배혜주
마케팅 : 임태완, 김호철, 최성규, 정명한, 한태수, 박만근, 김모란, 김성환, 김지현
판　형 : 152 × 224 mm

펴낸곳 : **범문에듀케이션**
서울시 양천구 목동서로 211 범문빌딩, 우 07995
전　화 : 02) 2654-5131　팩　스: 02) 2652-1500
웹사이트 : www.medicalplus.co.kr

출판등록 : 2011년 1월 3일 제 2011-000001호
ISBN: 979-11-5943-215-6(13510)

* 저자와 합의하에 인지를 생략합니다.
* 잘못된 책은 교환하여 드립니다.

이 도서의 국립중앙도서관 출판예정도서목록(CIP)은 서지정보유통지원시스템 홈페이지(http://seoji.nl.go.kr)와 국가자료종합목록 구축시스템(http://kolis-net.nl.go.kr)에서 이용하실 수 있습니다.(CIP제어번호 : CIP2020024534)

♣ 아침사과는 (주)범문에듀케이션의 건강 실용서 브랜드입니다.